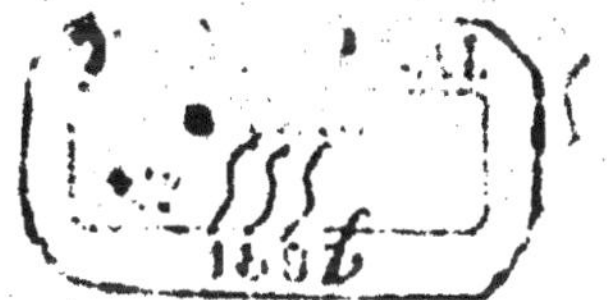

Dr Paul DIMOUX-DIME

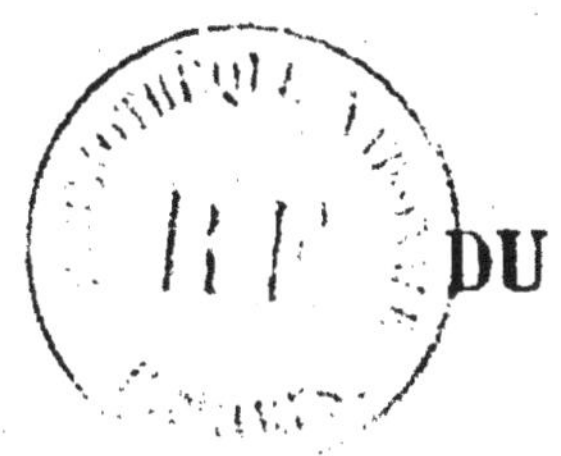

DU SÉRODIAGNOSTIC

DE LA

FIÈVRE TYPHOÏDE

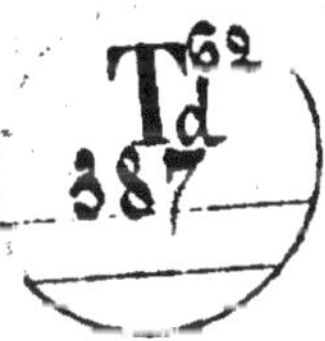

A.-H. STORCK, ÉDITEUR
LYON

Dr Paul DIMOUX-DIME

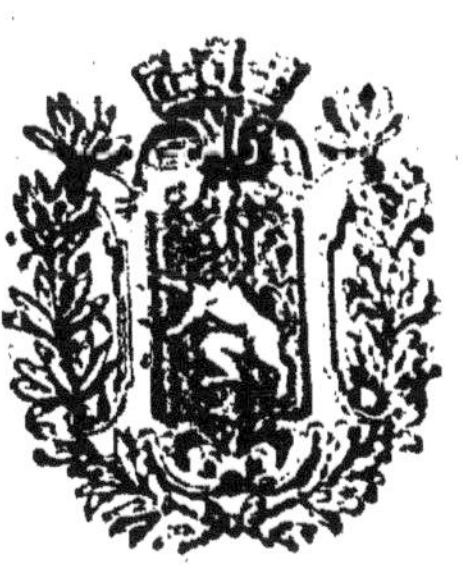

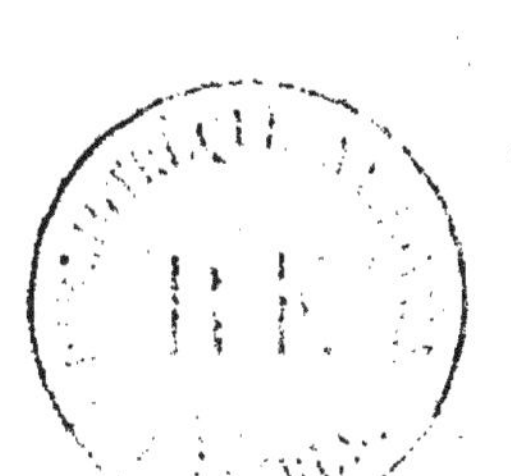

DU SÉRODIAGNOSTIC
DE LA
FIÈVRE TYPHOÏDE

A.-H. STORCK, ÉDITEUR
LYON

AVANT-PROPOS

Arrivé au terme de nos études, nous sentons mieux que jamais le prix des enseignements qui nous ont été prodigués avec tant de bienveillance. Aussi est-ce pour nous un plaisir autant qu'un devoir de remercier ici les maîtres de l'école lyonnaise qui ont fait notre instruction médicale.

M. le professeur Teissier, en nous faisant l'honneur d'accepter la présidence de notre thèse, nous donne une nouvelle et dernière preuve d'une bienveillance qui ne s'est jamais démentie. Depuis nos débuts dans les études médicales jusqu'à ce jour, M. le professeur Teissier, nous encourageant et nous soutenant dans les moments difficiles, nous a constamment dirigé avec une patience et une bonté bien appréciables pour un jeune étudiant; sa grande expérience clinique, l'originalité séduisante de ses théories, sa connaissance si parfaite des différentes méthodes thérapeutiques étaient bien faites pour nous faire goûter et apprécier les beautés et les difficultés de la médecine. Aussi nous le prions d'accepter, avec nos remerciements, l'assurance de notre affection respectueuse et toute dévouée et de notre profonde reconnaissance.

Nous remercions tout spécialement M. le professeur Lépine, dans le service duquel nous avons été interne suppléant et qui nous a si largement ouvert les trésors de sa clinique; M. le professeur Renaut qui a été un de nos maîtres les plus sympathiques; enfin tous nos maîtres des Hôpitaux : MM. Drivon, Bouveret, Colrat, Audry, Weill, Lannois, Courmont, Lyonnet, qui nous ont si gracieusement laissé glaner dans leurs services les observations nécessaires à notre travail.

Nous avons eu l'honneur et le plaisir d'être, pendant un temps trop court, hélas ! l'interne suppléant de M. le professeur agrégé Devic. Nous conserverons toujours le meilleur souvenir du temps passé sous sa bienveillante direction et nous nous rappelerons avec plaisir ses conversations si pittoresques, soit au lit du malade, soit avant ou après la visite.

A M. le Dr Lyonnet, qui nous a donné l'idée de notre thèse, nous devons des remerciements tout particuliers; pendant les quelques semaines où il a été notre chef de service, nous avons pu apprécier ses connaissances si étendues, sa parole claire, son enseignement si pratique; par sa bienveillance, par l'amitié qu'il nous a témoignée en dehors de l'hôpital, M. le Dr Lyonnet s'est acquis notre affection et notre dévouement les plus sincères.

Enfin, en terminant, nous voulons adresser nos meilleurs remerciements à notre excellent ami et ancien camarade, Paul Courmont, interne des hôpitaux. Il nous a fait profiter avec une amabilité rare de ses recherches et des travaux qu'il avait faits sur la question du sero-diagnostic; ses connaissances particulières de la microbie nous ont été de la plus grande utilité; nous avons mis souvent à contribution sa complaisance et même son travail; nous le prions encore une fois d'accepter tous nos remerciements. Qu'il soit persuadé que nous n'oublierons rien et que nous savons apprécier à leur juste valeur, tous les services qu'il nous a rendus.

CHAPITRE PREMIER

Généralités : diagnostic bactériologique de la fièvre thyphoïde ; ses difficultés ; historique du sérodiagnostic.

Facile quand tous les symptômes se trouvent réunis, le diagnostic de la fièvre typhoïde est difficile au début de la maladie et surtout dans le cours des formes atypiques.

Quel est celui des praticiens qui, appelé auprès d'un malade présentant, depuis quelques jours, un état fébrile continu, avec paroxysmes vespéraux, accompagné de céphalalgie et d'abattement, sans lésions organiques appréciables, ne s'est demandé s'il avait affaire à une grippe infectieuse, à certaines pneumonies, à une granulie, plus simplement à un embarras gastrique fébrile ou, enfin, à une dothiénenterie ? (1)

(1) Dieulafoy. — Communication faite à l'Académie de Médecine, 7 juillet 1896.

C'est alors que reconnaissant son impuissance, on souhaite parfois avoir à sa disposition un critérium que l'on voudrait infaillible pour poser un diagnostic ferme et surtout pour prévoir l'évolution de la maladie et lui opposer les ressources appropriées de la thérapeutique.

Aussi les cliniciens bactériologistes qui, depuis longtemps, cherchaient à trouver, dans toutes les maladies, l'agent infectieux cause première du mal, guidés par les recherches de Koch sur les bacilles et encouragés par ses succès, ont-ils eu l'idée de recourir, dans les cas douteux de dothiénenterie, à des procédés de laboratoire, analogues aux siens pour la recherche de l'agent infectieux.

Malheureusement cette recherche n'est guère pratique; les procédés employés sont longs, difficiles et, s'ils sont nombreux, n'ont, jusqu'à maintenant donné que peu de résultats appréciables; d'aucuns diront qu'ils n'en ont pas donnés; et, pourtant, depuis longtemps déjà, des hommes éminents ont cherché, par les moyens les plus divers, à montrer aux praticiens l'ennemi redoutable qu'ils avaient à combattre : le bacille d'Eberth.

Recherche du bacille d'Eberth chez le malade

Certes, depuis Eberth (1), qui l'avait trouvé dans les ganglions lymphatiques et dans la rate de cer-

(1) *Archives de Virchow*, 1880. — *Recueil de Volkmann*, 1881.

tains typhiques, le bacille de la fièvre typhoïde, étudié par Meyer, à Berlin, en 1881 (1), en Angleterre, l'année suivante par Coats et Crooke (2), nous est parfaitement connu. Gaffky, le premier (3), l'a isolé et cultivé sur gélatine et sur les divers milieux usuels. En France la thèse d'Artaud (1885) et un grand nombre de mémoires de Chantemesse et Widal (1887), de Cornil et Babès, de Rodet et G. Roux, de Gasser, etc., attirèrent enfin l'attention sur l'agent d'une maladie si bien connue et décrite, au commencement de ce siècle, par Broussais, Bretonneau et Louis.

Mais il y a loin de la connaissance théorique d'un bacille que l'on trouve à toute autopsie de typhique, à sa découverte sur le vivant. Où chercher le bacille ? Ceux qui se sont occupés de la question disent qu'on peut le trouver :

1° dans le sang;
2° dans la rate;
3° dans les selles.

Nous allons passer en revue les différentes méthodes et voir les résultats qu'elles peuvent donner.

(1) Untersuchangen über d. Bacillus des Abdominal-Typhus, Berlin 1881.

(2) *British medical Journal*, 1882.

(3) Zur ætologie des Abdominal-Typhus ; Mittheilungen aus dem Kaiserl-Gesundheisamte, Bd. II, 1884.

1° Dans le Sang.

Après Charcot-Bouchard (1) qui disent que, « sur le vivant, la présence du bacille typhique n'est constatée qu'exceptionnellement dans le sang de la circulation générale », Brouardel (2) reconnait que « le bacille d'Eberth habite peu le sang ». Il est vrai que Neuhaus, dans le sang prélevé au niveau des taches rosées lenticulaires, a pu retrouver la bacille d'Eberth neuf fois sur quinze; mais, dans des recherches identiques, Merkel et Goldschmidt, Rutimeyer furent moins heureux.

D'autre part, Neuhaus, chez douze typhiques, n'a jamais trouvé le bacille d'Eberth dans le sang de la veine de l'avant-bras. Gaffky, Fraenkel, Simmonds, Rutimeyer, Chantemesse et Widal, Vaquez ont toujours échoué. Ettlinger, par piqûre du doigt ou ponction de la veine n'a eu qu'un résultat positif sur dix cas.

P. Teissier a eu un seul cas positif, chez un malade au seizième jour d'une affection de nature jusqu'alors indéterminée (3). Il prit dans une veine du bras 1 cent. cube de sang, qui fut ensemencé dans trois tubes de gélose lactosée, tournesolée, sur lait, sur bouillon, en vue de rechercher la réaction

(1) *Traité de Médecine* de Charcot-Bouchard, tome I p. 702.
(2) *Traité de Médecine et de Thérapeutique*, tome I.
(3) *Archives de Médecine expérimentale*, 1895, p. 660.

de l'indol. Cette recherche fut négative; le lait ne se coagula pas, les tubes tournesolés et lactosés restèrent bleus. Les colonies développées étaient donc bien des colonies de bacilles d'Eberth.

Ce fait prouve bien, en réalité, que le bacille typhique peut exister et séjourner dans le sang à une période de la maladie où l'ulcération des plaques de Peyer a pu peut-être faciliter son exode; mais, malgré ce cas, malgré aussi la présence du bacille d'Eberth au niveau des végétations endocardiques et des taches rosées, malgré la transmission possible de la fièvre typhoïde de la mère au fœtus, le bacille d'Eberth n'est pas un véritable parasite du sang; s'il pénètre dans la circulation générale, il y séjourne peu; il se cantonne, a dit Wissokowitsch, dans les organes.

D'après les théories récentes de M. Charrin, dans ses cliniques, le bacille d'Eberth aurait pour lieu de développement primitif les ganglions lymphathiques abdominaux et, de là, se répandrait dans tous les organes.

2° Dans la Rate

La présence constante du bacille d'Eberth dans la rate des typhiques morts en cours de maladie, a inspiré à un certain nombre de microbiologistes, l'idée de le rechercher dans cet organe sur le vivant.

Les ponctions, inaugurées par Philippowicz, pratiquées depuis par Lucatello, Chantemesse et Widal, Redtenbacher et surtout par les Allemands, ont toujours donné des résultats positifs dès le dizième jour; il semble donc, à première vue, que ce serait là un bon moyen de diagnostic; mais cette opération, toute simple en apparence, exige des précautions antiseptiques (savonnage minutieux, lavage au sublimé, puis à l'alcool), bien capables d'effrayer et le malade et surtout l'entourage qui ne comprendra guère la nécessité d'enfoncer, en pleine matité splenique l'aiguille d'une seringue à ponction.

De plus, cette opération n'est pas sans danger, vu la friabilité de la rate typhique, sa congestion, les infarctus et même les abcès qu'on y peut produire; n'oublions pas de dire que, malgré toutes les précautions prises pour délimiter la rate, il y a possibilité de pénétrer ailleurs que dans cet organe.

3o Dans les Selles.

Procédé de Chantemesse et Widal. — En France, dès 1887, Chantemesse et Widal (1), pensant que les insuccès de Gaffky, Pfeiffer, Pfuhl, etc, dans leurs recherches du bacille d'Eberth, dans

(1) *Archives de Physiologie*, 1887.

les matières fécales, étaient dûs au développement trop rapide des autres espèces de bactéries, eurent l'idée de profiter de la résistance assez considérable que ce bacille présente vis-à-vis l'acide phénique.

Quelques goutte de cet acide, au 1/20, ajoutées aux tubes de bouillon, sans tuer tous les germes, qui peuvent exister dans les selles, suffisent à retarder et même à empêcher la pullulation du coli et des autres bacilles.

Malheureusement le procédé est assez infidèle; d'une part les solutions d'acide phénique perdent vite leur propriété stérilisante et, d'autre part, elles laissent développer d'autres bactéries que le bacille d'Eberth.

M. Rodet (1) ayant remarqué l'inégalité de résistance des espèces microbiennes aux différentes températures et ayant noté que le bacille typhique a pour limite supérieure 45° — 45°, 5, si l'on essaye une température de 44° 5, le bacille d'Eberth végète encore, alors que les autres bacilles sont en général tués, eut l'idée (2) de maintenir pendant quelques heures ses bouillons ensemencés à cette température. Quant, au bout de 48 heures, les cultures ne se troublent pas, on

(1) Importance de la température dans la détermination du bacille typhique. *Société de Biologie*, juin 1889.

(2) Sur la recherche du bacille typhique dans l'eau et dans les selles. — *Société de Biologie*, février 1890.

peut affirmer que le bacille d'Eberth n'y existe pas; mais, dans le cas contraire, on peut soit trouver le microbe cherché, soit aussi d'autres bactéries et, particulièrement, le bactérium coli qui, lui, résiste très bien à cette température.

M. H. Vincent, médecin du Val-de-Grâce, a employé un procédé tirant parti à la fois de l'action de l'acide phénique de MM. Chantemesse et Widal et de celle des températures élevées indiquées par M. Rodet qui, du reste, critique cette nouvelle méthode, dans sa communication de février 1890.

Procédé d'Elsner. — En Allemagne, Elsner (1) eut recours à un nouveau procédé qui consiste à employer un milieu faiblement nutritif où l'antiseptique destiné à permettre la culture du bacille d'Eberth et à gêner le développement des autres microbes est l'iodure de potassium qu'on ajoute à une gélatine faite avec une macération de pommes de terre.

Sur les plaques de cultures qui doivent être ni trop, ni trop peu chargées, on verrait, d'après Elsner, se développer seulement des coli bacilles et des bacilles d'Eberth; les colonies de ce dernier bacille se distinguent de toutes les autres par

(1) ELSNER. — *Zeither. f. Hyg. u. Infecticsnsk*, 6 décembre 1895. Vol. 22., fasc. 1, p 25.

leur petitesse et leur transparence. En 48 heures, ces colonies seraient suffisamment développées pour pouvoir affirmer le diagnostic bactériologique.

Dans le premier mois de son application, le procédé d'Elsner avait donné des résultats merveilleux entre les mains d'Elsner, Lazarus, Brieger qui avaient trouvé le bacille d'Eberth dans presque tous les cas de dothiénenterie qu'ils avaient examinés. Chantemesse, en France, l'avait même rencontré dans plusieurs cas, où les malades n'avaient ni fièvre, ni symptômes franchement typhiques; mais bientôt Paul Courmont (1), après une série d'expériences consciencieuses arrivait à un résultat tout différent; chez 20 malades, en effet, dont 9 typhiques présentant absolument tous les signes cliniques, il ne l'isolait que deux fois.

Ce résultat ne doit pas nous étonner, car, non content de différencier, simplement à l'œil nu, les colonies de coli des colonies d'Eberth, il a ensemencé en bouillon lactosé les colonies eberthiformes, ce qui a montré que, maintes fois, des colonies prises pour des bacilles d'Eberth, d'après les assertions d'Elsner, étaient du bacille coli faisant fermenter la lactose.

De plus, d'après les recherches de Courmont et

(1) P. Courmont. — Recherche du bacille d'Eberth dans les selles par le procédé d'Elsner. *Revue Médicale*, 1 juillet 1896.

celles de G. Roux (1), d'autres microbes poussent facilement sur le milieu d'Elsner.

D'autre part, Grimbert (2) a trouvé, dans une série d'expériences, que les bacilles trouvés dans les selles normales d'un homme, de même que ceux trouvés dans les selles de trois typhiques faisaient fermenter la lactose et donnaient la réaction de l'indol, dans une solution de peptone. Il n'y avait de différence que dans la plus ou moins grande épaisseur de la culture sur pomme de terre, ou dans l'intensité des réactions.

Tous les coli-bacilles trouvés ont donné de l'acide succinique avec des traces d'acide lactique levogyre; seule la quantité d'acide succinique variait et était plus abondante dans les fermentations provoquées par le bacille typhique.

Aussi Grimbert (3), trouvant le milieu d'Elsner insuffisant, proposa une nouvelle formule assez compliquée, qui donnait des colonies d'Eberth plus petites que dans le milieu d'Elsner, poussant plus lentement, n'apparaissant guère avant le troisième jour, mais conservant presque indéfiniment leurs formes, ce qui les différenciait ainsi très facilement des colonies de coli. En employant ce milieu ainsi préparé, Grimbert est arrivé à isoler quatre fois

(1) *Société des Sciences Médicales*, Lyon, 18 mars 1896.

(2) *Société de Biologie*, 3 juillet 1896.

(3) Grimbert. — Nouvelle préparation du milieu d'Elsner. *Société de Biologie*, 29 juillet 1896.

le bacille d'Eberth chez 6 typhiques. Les 2 résultats négatifs se rapportent à des convalescents. D'ailleurs, même en Allemagne, Pollak (1) critique, au point de vue clinique, le procédé d'Elsner, montrant qu'il faut être bactériologiste exercé et passer beaucoup de temps à l'étude du bacille typhique isolé pour arriver au diagnostic.

Ainsi donc la recherche du bacille d'Eberth dans les selles est toujours aléatoire ; de plus en admettant qu'on y trouve ce bacille, sa présence n'a plus la même importance depuis que MM. Remlinger et Schneider (2), médecins aide-majors attachés au laboratoire de bactériologie du Val-de-Grâce, l'ont trouvé beaucoup plus répandu dans la nature que l'insuffisance des procédés de recherche ne l'avait fait supposer jusqu'ici.

D'après la méthode d'Elsner, sur 36 échantillons d'eaux, 8 fourniraient le bacille typhique ; sur 10 échantillons de terre, pris soit à la surface du sol, soit à une profondeur de 50 centimètres, 6 le contiendraient ; dans les selles de trois malades soignés pour une affection autre que la fièvre typhoïde (leucémie, paludisme, mal de Bright) et qui n'avaient jamais été atteints de cette maladie, on a

(1) Pollak. — *Centralb. f. inner Med.*, 1 août 1896, n° 31 p. 785.

(2) *Société de Biologie*, 24 juillet 1896.

trouvè le bacille d'Eberth, tandis que chez cinq autres sujets la recherche était négative.

C.-H. Lemoine (1) a trouvé le bacille d'Eberth dans les selles d'un malade atteint uniquement de tuberculose aiguë.

Toujours avec cette méthode Losener (2) a rencontré, dans l'intestin d'un porc, dans un échantillon de terre, dans les matière fécales d'un homme sain, dans la conduite d'eau de son laboratoire, un bacille qu'il identifie avec le bacille d'Eberth.

En résumé, après les critiques justifiées faites au procédé d'Elsner ; après les paroles même d'Elsner reconnaissant, à la Société de Médecine interne de Berlin (10 juin 1896) que son procédé est loin d'être l'idéal ; après les recherches de Remlinger et Schenider et beaucoup d'autres montrant le bacille d'Eberth un peu partout, on peut conclure que sa recherche dans les selles ne donne pas, au point de vue diagnostic, un meilleur résultat que sa recherche dans le sang ou dans la rate, et même donne moins decertitude, tout en demandant des recherches beaucoup plus délicates et beaucoup plus longues.

Tous les procédés, si complexes parfois, employés par les savants distingués dont nous venons de rappeler brièvement les noms et les

(1) *Société médicale des Hôpitaux de Paris*, 31 juillet 1896.
(2) *Société de Biologie*, 24 juillet 1896.

travaux, ne peuvent donner et ne donnent que des résultats incomplets, bons, parfois, dans le silence du laboratoire, mais sur lesquels le praticien ne doit pas songer pour assurer son diagnostic.

Une nouvelle méthode, toute récente, dont l'importance n'échappera à personne, puisqu'elle permet d'écarter ces difficultés de diagnostic de la fièvre typhoïde que nous signalions au début de ce chapitre, vient de jeter un nouvel éclat sur le nom déjà si connu de M. Widal.

« C'est un procédé simple, rapide, ne nécessitant aucun matériel de laboratoire, pas même de matières colorantes : nous voulons parler du serodiagnostic. »

Ce procédé, beaucoup plus scientifique que tous les précédents, ne vise pas à la recherche directe de l'agent infectieux, mais aux modifications imprimées à l'organisme aux, humeurs du malade, par le bacille pathogène.

Le diagnostic, fait dans ces conditions, n'implique donc pas seulement la présence, dans l'organisme, de l'agent considéré comme cause d'infection et que les dernières recherches citées plus haut semblent montrer à l'état de saprophyte, il prouve aussi l'existence même de la maladie, puisque ce diagnostic n'est que la constatation même des modifications imprimées aux humeurs.

Voici la description sommaire de la séro-réaction, telle que l'a décrite M. Widal dans sa Communication à la Société Médicale des Hôpitaux, le 26 juin 1896.

« Après avoir ensemencé un tube de bouillon avec du bacille d'Eberth, on y ajoute quelques gouttes de sérum d'un animal fortement immunisé contre l'infection typhique ; on place ce tube à l'étuve à 37° ; il reste clair pendant les quatre ou cinq premières heures. Au bout de 24 heures ce tube est fort peu troublé, où ne l'est pas du tout, les microbes se précipitant en amas au fond du vase, sous forme de flocons ou de pellicules blanchâtres. Une goutte de la culture, examinée alors au microscope, montre des bactéries, isolées pour la plupart, et douées d'une grande grande mobilité ; une goutte de la culture de bacille d'Eberth ne présente que des agglomérations éparses de microbes immobiles, déformés, épaissis, semblant collés les uns aux autres et figés sur la lame ; on ne trouve plus de microbes isolés et mobiles ».

Ce procédé de diagnostic de la fièvre typhoïde (dont nous parlerons plus longuement dans un autre chapitre) fut, dès les premiers jours, étudié par un grand nombre d'expérimentateurs. Voici, par ordre chronologique, les principaux d'entre eux avec les dates de leurs publications :

E. Widal. — Séro-diagnostic de la fièvre typhoïde. Communication faite à la Société Médicale des Hôpitaux, le 26 juin 1896.

M. Rendu. — Séro-diagnostic de la fièvre typhoïde. Société Médicale des Hôpitaux, 4 juillet 1896.

P. Courmont. — Sur le séro-diagnostic de la fièvre typhoïde. *Presse Médicale*, 27 juin 1896.

Dieulafoy. — Séro-diagnostic de la fièvre typhoïde. Communication faite à l'Académie de Médecine. *Presse Médicale*, 8 juillet.

Nicolle et Halipré. — Séro-diagnostic de la fièvre typhoïde, modification du procédé de Widal. *Presse Médicale*, 25 juillet 1896.

MM. Achard, Lemoine, Ménetrier, Siredey, Hayem. — Séro-diagnostic de la fièvre typhoïde. *Presse Médicale*, 25 juillet 1896.

Thiercelin et Lenoble. — Action agglutinante du lait d'une typhique sur les cultures du bacille d'Eberth. *Presse Médicale*, 5 août.

Josué. — Séro-diagnostic de la fièvre typhoïde. Société anatomique. *Presse Médicale*, 5 août 1896.

Haushalter. — Du séro-diagnostic de la fièvre typhoïde. *Presse Médicale*, 8 août 1896.

Achard et Bensaude. — Fièvre typhoïde chez une nourrice; agglutination du bacille d'Eberth par le lait. Société Médicale des Hôpitaux.

Widal et Sicard. — Recherches sur la réaction agglutinante dans le sang et le sérum desséché des typhiques et dans la sérosité des vésicatoires.

Société Médicale des Hôpitaux, 31 juillet 1896.

Widal et Sicard. — Recherches sur la nature de la substance agglutinante et sa fixation sur les albuminoïdes du sang et des humeurs des typhiques. Communication à l'Académie des Sciences, 29 septembre 1896.

Achard et Bensaude. — Sur la présence de la propriété agglutinante dans le plasma sanguin et divers liquides de l'organisme. Communication à l'Académie des Sciences, 29 septembre 1896.

Widal et Sicard. — Recherches sur les propriétés agglutinative et bactéricide du sérum des typhiques convalescents. Communication à la Société Médicale des Hôpitaux, 9 octobre 1896.

Villiès et Battle. — Séro-diagnostic de la fièvre typhoïde. *Presse Médicale*, 14 octobre 1896.

Catrin. — Séro-diagnostic et séro-pronostic de la fièvre typhoïde. Communication à la Société Médicale des Hôpitaux, 16 octobre 1896.

Thiroloix. — Séro-diagnostic de la fièvre typhoïde. *Presse Médicale*, 4 novembre 1896.

Charrier et Appert. — Séro-diagnostic de la fièvre typhoïde chez le fœtus. Communication à la Société de Biologie, 7 novembre 1896.

Achard et Bensaude. — Sur l'agglutination des divers échantillons du bacille d'Eberth et des bacilles para-typhiques. *Presse Médicale*, 25 novembre 1896.

F. Widal. — Enfin une communication de M. Widal, infirmant les recherches et les résultats de Villiès et Batlle. *Presse Médicale*, 2 décembre 1896.

CHAPITRE II

Propriétés biologiques des humeurs des typhiques.

I. — Historique.

Depuis longtemps déjà on s'occupait, surtout en Allemagne et en France, des diverses propriétés des sérums ; une thérapeutique nouvelle, dont l'idée première avait pour origine les travaux sur le pouvoir bactéricide des humeurs, souleva un enthousiasme extrême ; bientôt, pourtant, des critiques furent formulées et la sérothérapie, thérapeutique de l'avenir peut-être, fut appréciée à une plus juste valeur.

Au cours de recherches récentes Pfeiffer et Koll (1) donnèrent, il y a quelques mois, une

(1) Pfeiffer et Koll. — *Zeitschrift für Hygiene*, 1896, B. 21 H. 2 p. 203.

preuve de la spécificité du sérum des convalescents de la fièvre typhoïde. Ce sérum, comme celui des animaux immunisés contre le bacille typhique, injecté à dose convenable dans le péritoine des cobayes en même temps qu'une culture de bacille d'Éberth, possédait la propriété que n'a pas le sérum normal, aux mêmes doses, d'immobiliser, d'agglutiner, et de déformer rapidement les microbes répandus dans la séreuse. Ces mêmes sérums, inoculés en même temps que des cultures de coli bacille, laissaient à ces derniers toute leur mobilité et leur indépendance.

Depuis, Gruber (1) et Durham (2), dans diverses publications, montrèrent que le sérum des animaux immunisés contre l'infection typhique avait le pouvoir d'immobiliser et de réunir en amas, *in vitro*, les bacilles d'Éberth répandus dans un bouillon, mais n'avait pas d'action, aux mêmes doses, sur diverses espèces de coli bacilles.

Tout récemment Pfeiffer et Koll (3) montraient que le sérum d'animaux immunisés, mélangé au bouillon dans la proportion de 1 pour 40 et ensemencé avec le bacille typhique, donnait, après 24 heures de séjour à l'étuve, une culture clarifiée

(1) *Wiener Klinische Wochenschrift*, 1895, nos 11 et 12, p. 183 et 201.

(2) *Société Royale de Londres*, 3 janvier 1896.

(3) *Deutsche medicinische Wochenschrift*, 19 mars 1896, p. 185.

par la précipitation des bactéries en petits flocons réunis au fond du tube.

Quelques jours après la question était reprise, mais avec des restrictions, par Gruber et Durham (1) qui, tout en reconnaissant ce qu'avaient dit Pfeiffer et Koll, disaient avoir trouvé quelques bacilles autres que l'Eberth qui, en faisant varier les doses de sérum employé, étaient influençables par le sérum anti-typhique. Néanmoins ces auteurs considéraient le sérum anti-typhique comme beaucoup plus spécifique vis-à-vis le bacille d'Eberth que le sérum anti-cholérique vis-à-vis les vibrions et en conseillaient l'emploi, *in vitro*, pour le diagnostic du bacille d'Eberth.

Ces auteurs n'avaient essayé le sérum des convalescents que dans le péritoine des cobayes ; M. Ferdinand Widal (2) eut, le premier, l'idée de rechercher comment se comportait, *in vitro*, le sérum des hommes, étant ou n'étant pas sous l'influence de l'affection typhique. Ses expériences, qui ont porté sur un grand nombre de cas, lui permirent de constater que le sérum des typhiques, comme celui des convalescents de la maladie, amoncelle les bacilles d'Eberth en suspension dans un bouillon et agglomère les microbes en amas visibles au microscope, tandis que le sérum des

(1) *Münchener medicinische Wochenschrift*, 31 mars 1896, p. 285.

(2) Ferdinand Widal. — *Presse Médicale*, 27 juin 1896.

gens bien portants, n'ayant jamais eu la fièvre typhoïde, ou celui de malades atteints des affections les plus diverses, aigües ou chroniques, fébriles ou non fébriles, n'a jamais présenté la propriété agglutinante vis-à-vis le bacille d'Eberth.

M. Dieulafoy, dans une communication à l'Académie de Médecine (7 juillet 1896) vante la découverte de Widal et constate l'efficacité de son procédé.

Bientôt après M. Paul Courmont (1), se plaçant au point de vue clinique et au point de vue scientifique, confirma les recherches de Widal; après eux les observations se multiplièrent (2) et MM. Rendu, Widal, Nicolle et Halipré, Achard, Lemoine, Widal, Ménétrier, Siredey, Hayem, Charrin, Josué et Clerc, Griffon, Josué, Hanshalter, Achard et Bensaude, Widal et Sicard, J. Thiroloix apportèrent successivement des résultats confirmant la découverte de Widal.

Non contents de trouver la réaction dans le sérum ou le sang des typhiques, MM. Thiercelin et Lenoble, Achard et Bensaude la recherchèrent et l'obtinrent dans le lait d'une typhique ; MM. Widal et Sicard, dans le sang et le sérum desséché, dans la sérosité des vésicatoires, enfin, en un mot, dans presque toutes les humeurs de l'organisme.

(1) Paul Courmont. — *Société de Biologie*, 25 juillet 1896.
(2) *Presse Médicale* des mois de juillet, août septembre, octobre.

Les dernières recherches faites sur le séro-diagnostic par MM. Widal et Sicard (1) Achard et Bensaude (2) sont arrivées à déterminer la nature de la substance agglutinante et à prouver sa fixation sur les albuminoïdes du sang et des humeurs des typhiques.

2° Étude biologique

I. — Action des sérums sur les cultures de bacille d'Eberth.

A. — *Sérum et sang des typhiques.*

Si, comme l'a indiqué M. Widal, on mélange du sérum ou du sang de typhique dans la proportion de 1 pour 10, avec une culture de bacilles d'Eberth au bout d'un temps variable on voit, en examinant une goutte de la culture, le plus grand nombre des microbes immobiles, agglutinés en amas caractéristiques; un certain nombre de bacilles peuvent apparaître encore isolés et mobiles, mais peu à peu ils s'immobilisent, et on voit, pour ainsi dire, le réaction s'opérer sous le champ du microscope.

(1) Communication faite à la Société Médicale des Hôpitaux. *Presse Médicale* 30 septembre 1896; 10 octobre 1896.

(2) Communication à l'Académi de Médecine. *Presse Médicale* 30 septembre.

B. — *Action négative des autres sérums, sur le bacille d'Eberth.*

La réaction que nous venons de citer, si visible dans les cas de dothiénentérie, n'a jamais lieu avec d'autres sérums. Widal l'a cherchée avec des sérums de personnes bien portantes ou atteintes d'affections diverses : tuberculose aiguë, pneumonie, pleurésie, embarras gastrique ; depuis tous ceux qui se sont occupés de séro-diagnostic ont multiplié les observations, et il n'a été constaté encore qu'un seul cas où le sérum d'un malade atteint de psittacose avait agglutiné franchement le bacille d'Eberth (1). On peut donc, malgré ce cas, dire qu'en général les autres sérums n'ont aucune action sur le bacille d'Eberth.

II. — Action de ces sérums sur d'autres microbes (2).

A. — *Action du sérum des typhiques sur le bacille coli.*

P. Courmont l'a expérimentée dans dix cas de dothiénentérie, et il a toujours constaté une

(1) Sur l'agglutination des divers échantillons du bacille d'Eberth et des bacilles paratyphiques, par MM. Achard et Bensaude. *Société de Biologie*, 21 novembre 1896.

(2) Cet article est tiré du travail de Paul Courmont, sur le séro-diagnostic de la fièvre typhoïde — *Société de Biologie*, 25 juillet.

action positive, au moins partielle, du sérum typhique sur les cultures de bacille coli, *dans les mêmes conditions de dosage que pour l'Eberth*. L'addition de sérum à des cultures déjà faites ne précipite pas franchement le bacille, mais on a un dépôt plus abondant que d'ordinaire et quelques fins grumeaux : des doses plus fortes achèveraient la réaction. Il a surtout constaté, d'une façon constante, le développement en grumeaux avec épais dépôt des cultures de coli ensemencées en présence du sérum.

L'action positive du sérum typhique ne prouve donc pas que le bacille soumis à la réaction soit du bacille d'Eberth, mais il ne faudrait pas en conclure au rôle typhogène du bacille coli, comme nous allons le voir.

B — *Action d'autres sérums sur le bacille coli.*

Il a vu d'autres sérums pathologiques que le sérum des typhiques (sérum de tuberculose aigüe) et aussi le sérum de cheval anti-diphtérique, avoir une action coagulante partielle identique sur le bacille coli (cultures développées en présence du sérum).

M. Nicolas (1) a trouvé que le sérum anti-diphtérique, sans effet sur le bacille pyocyanique

(1) *Société de Biologie*, 25 juillet.

et le bacille d'Eberth, produit une légère réaction avec les cultures de bacille coli.

C — *Action du sérum des typhiques sur d'autres microbes.*

Réciproquement, il a observé la même action coagulante très nette du sérum des typhiques sur les cultures de bacille de Loeffler, de staphylocoques, développées en sa présence. Achard et Bensaude ont montré également l'action très nette du sérum des typhiques sur les cultures de bacilles de psittacose. Il est vrai que ce même sérum est sans action notable sur le bacille pyocyanique et le streptocoque.

En résumé, au point de vue du sérum des malades on peut dire que beaucoup de sérums agissent sur le bacille coli, mais que, seul, le sérum des typhiques agit sur le bacille d'Eberth. C'est donc réellement une action spécifique de ce sérum et c'est justement à cause de cette spécificité qu'on peut l'employer pour le séro-diagnostic.

La propriété agglutinante du sérum semble douée d'une grande résistance; MM. Widal et Sicard ont montré que le sérum désséché la conservait; il en était de même du sang désséché, mais à un degré moindre.

Autres humeurs

Cette propriété ne se trouve pas uniquement dans le sang et le sérum ; on la rencontre également dans diverses humeurs des malades atteints de dothiénentérie. C'est ainsi qu'Achard et Bensaude et, après eux, Thiercelin et Lenoble (1) l'ont obtenue avec le lait de nourrices atteintes de fièvre typhoïde. L'urine l'a quelquefois, mais d'une façon très inconstante et très variable, tandis que la sérosité des vésicatoires la présente toujours. Widal et Sicard (2) l'ont encore trouvée, dans la sécrétion lacrymale naturelle, dix fois sur quatorze, mais trois fois, et encore très atténuée, dans la sécrétion provoquée ; dans l'humeur aqueuse, cinq fois sur neuf, en un mot dans presque toutes les humeurs de l'organisme, si l'on excepte le liquide céphalo rachidien et la salive.

Chez le fœtus

On a poussé la recherche de la séroré-action jusque dans le sang du fœtus. MM. Widal et Sicard avaient trouvé la réaction agglutinante dans le sang de petits nouveau-nés d'une lapine inoculée avec le bacille d'Eberth ;

(1) *Presse Médicale*, 5 août 1896.
(2) *Presse Médicale*, 8 août 1896.

mais, d'autre part, M. G. Étienne et, après lui, MM. Charrier et Appert (1) constatèrent l'absence absolue de propriété agglutinante dans l'organisme fœtal et la présence de cette propriété dans le placenta.

Ce fait est intéressant, car il paraît prouver que le placenta sert de filtre pour retenir dans l'organisme maternel non seulement les substances agglutinantes, mais aussi les toxines dont le passage dans l'organisme fœtal produirait l'apparition de la propriété agglutinante.

Nature de la séro-réaction.

Quel est donc le mécanisme intime de cette réaction? Quelle est la nature de la substance agglutinante? Widal (2) et Sicard, après de nombreuses recherches, sont arrivés aux résultats suivants, grâce à la présence de cette propriété dans le lait où l'on n'est pas arrêté, comme dans le sang, par la coagulation de l'albumine : si l'on oxalate le sang d'un typhique à 1,5 o/oo à sa sortie des vaisseaux, on doit désormais, dans le plasma ainsi obtenu, tenir compte d'une troisième substance, le fibrinogène.

On constate alors, après avoir isolé et mis en

(1) *Société de Biologie*, 7 novembre 1896.
(2) *Académie de Médecine*, 29 septembre 1896.

solution la globuline et le fibrinogène, que ces deux substances, chacune pour son compte, sont douées de propriétés agglutinatives intenses; on constate, en outre, que le plasma, privé de ces deux substances et ne contenant plus que de l'albumine, a perdu son action agglomérante.

Semblables constatations ont été faites avec la sérosité du vésicatoire, la sérosité du péricarde, du péritoine, et avec la sérosité de l'œdème. Par conséquent, dans le sang ou dans les humeurs qui en dérivent, la faculté agglutinative semble être retenue par le fibrinogène et par la globuline.

Il résulte encore des recherches que l'albumine et la globuline du lait se comportent comme l'albumine et la globuline du sang. La caséine, à son tour, isolée et mise en solution, est douée, comme la lacto-globuline, de puissantes propriétés agglutinantes. Les substances albuminoïdes du sang, globuline et fibrinogène, ne sont donc pas les seules substances capables de provoquer l'agglutination.

En résumé, les substances albuminoïdes telles que le fibrinogène, la globuline, la caséine, isolées des humeurs d'un typhique, enlèvent à ces humeurs ainsi modifiées, la faculté agglutinante; elles la retiennent à leur profit.

Certains auteurs ont attribué d'une façon exclusive aux leucocytes le pouvoir agglutinant et ce seraient les leucocytes qui, en exsudant leur contenu au moment de la coagulation, communiqueraient au sérum cette propriété.

MM. Ch. Achard et R. Bensaude (1), par une série d'expériences, sont arrivés à montrer que les leucocytes vivants, séparés du plasma primitif, ne retiennent pas en eux le pouvoir agglutinant.

Enfin, d'après Widal, « le phénomène d'agglutination n'est pas une réaction d'immunité, mais une réaction d'infection. Il apparaît au cours de l'infection ; nos humeurs, nos tissus subissent des modifications multiples ; l'analyse expérimentale nous a déjà permis d'en saisir quelques-unes qui semblent marcher de pair, parce qu'elles dérivent de la même cause ; mais, plus on poursuit l'étude des propriétés, soit immunisantes, soit bactéricides, soit agglutinatives, plus il semble que, dans un même sérum, elles jouissent entre elles d'une indépendance relative ».

(1) *Académie de Médecine*, 28 septembre 1896.

CHAPITRE III

Technique du séro-diagnostic.

Cette technique, indiquée par M. Widal, dès sa première communication, a été suivie par tous les observateurs, on a ensuite apporté quelques modifications de détails, préconisant surtout le procédé dit rapide qui doit devenir le plus usuel en clinique.

Nous nous placerons, dans ce chapitre, surtout au point de vue pratique, mais nous devons cependant exposer tous les procédés avec la critique qu'en ont faite Widal et les auteurs qui s'en sont occupés et aussi d'après nos recherches personnelles (1).

Les détails de technique portent sur trois points principaux :

(1) Ce chapitre a été spécialement rédigé sous les indications de M. Paul Courmont.

1° La cueillette du sang (sérum), ou des humeurs du malade ;
2° L'état des cultures à employer ;
3° La façon même de produire la réaction.

1° PROCÉDÉS POUR RECUEILLIR LE SANG OU LE SÉRUM DU MALADE.

On peut évidemment, se servir, pour faire la séro-réaction, de presque toutes les humeurs du malade : sang, sérum, lait, urine, salive (voir le chapitre précédent) mais certaines de ces humeurs (urine, salive) ne donnent pas une réaction constante et en définitive, c'est au sang et au sérum qu'il faut s'adresser.

Dans leurs premières recherches, Pfeiffer et Gruber, sur les animaux, Widal sur l'homme employèrent uniquement le sérum du malade ou de l'animal en expérience. Widal montra bientôt qu'on pouvait se servir du sang pur ; si l'on veut recueillir le sérum, deux procédés peuvent être employés.

Le procédé rigoureusement scientifique pour obtenir du sérum absolument aseptique consiste à prendre du sang dans une veine du bras avec une seringue stérilisée à l'autoclave et à le transvaser immédiatement dans un tube stérilisé. On obtient ainsi un caillot et un sérum rigoureusement purs de tout germe extérieur. C'est le seul procédé (1) permettant d'obtenir et de conserver des quantités relativement considérables de sérum et,par conséquent, de multiplier les expériences. Cette piqûre de la veine est absolument inoffensive, au dire de tous ceux qui s'en sont occupés, si l'on prend toutes les précautions de désinfection de la région.

Un procédé moins sûr consiste à recueillir du sang, par une large piqûre à la lancette, du bout du doigt soigneusement désinfecté, mais le sérum, dans ce cas, a de grandes chances d'être souillé de germes malgré toutes les précautions.

Si l'on se contente de la réaction extemporanée obtenue avec quelques gouttes de sang (nous verrons plus loin que c'est le procédé rapide et pratique), il suffit de la piqûre à la lancette du bout du doigt.

En tout cas le sérum ou le sang que l'on veut employer peuvent être conservés longtemps tout en gardant leur propreté agglutinante. Le sérum desséché la conserve ; le sang desséché la conserve moins bien ; aussi le *Conseil d'hygiène de la Province de Québec* (2) a-t-il proposé,pour rendre facile à tous les praticiens l'usage du séro-diagnostic,

(1) Une légère modification de ce procédé employé par M. Bensaude consiste à ne pas employer de seringue, mais simplement un tube de caoutchouc stérilisé adapté au bout d'une fine aiguille à ponction.

(2) *Presse médicale*, 15 novembre 1896.

pour établir ainsi une statistique considérable, de se faire envoyer un simple papier stérilisé imbibé d'un échantillon du sang du malade. M. Wyatt-Jonhstonn a démontré qu'en dissolvant une goutte de sang séché et même coagulé depuis plusieurs jours,on peut obtenir une réaction suffisante ; nous avons quelquefois employé avec succès ce procédé du sang desséché.

L'inconvénient de tous ces procédés est qu'ils nécessitent autant que possible une asepsie complète des humeurs pour leur conservation. Cependant, en pratique, le sérum recueilli même par la piqûre du bout du doigt peut, la plupart du temps, être examiné sans cause d'erreur dans les 48 heures qui suivent, surtout par les températures peu élevées. Un médecin éloigné d'un centre bactériologique pourra ainsi envoyer, pour être examiné, le sérum ou le sang de son malade dans un tube en verre qu'on aura fait bouillir ainsi que son bouchon.

2° État des cultures a employer.

On sait que les cultures de bacille d'Eberth se développent également bien, sur presque tous les milieux.

On peut employer des cultures *solides* ou *liquides*.

Les premières seront employées de la façon suivante ; une parcelle de la culture, prélevée aseptiquement avec une aiguille de platine flambée, est dissoute dans la quantité voulue de bouillon ou d'eau stérilisée, jusqu'à ce que le mélange soit trouble et que tous les grumeaux aient été dissous par l'agitation ou en frottant l'aiguille de platine contre les parois du tube, procédé employé, dans ses premières expériences, par Gruber.

Les cultures liquides sont plus faciles à employer. Il suffit d'y prélever avec une pipette stérilisée le nombre de gouttes ou de centimètres cubes nécessaires à la réaction.

Deux points importants sont à examiner pour l'emploi des cultures liquides. L'âge de la culture et la composition du bouillon nutritif.

MM. Nicolle et Halipré (1), de Rouen, proposant une prétendue modification des procédés de Widal, ont insisté sur la nécessité d'employer des cultures de 24 heures et sur l'utilité de l'emploi de l'eau peptonée. M. Widal a reconnu les avantages de la culture jeune et préconise l'emploi d'une culture le plus jeune possible, mais il montre qu'on peut se servir de la culture de deux et trois semaines pourvu qu'elle soit suffisamment riche. L'emploi de l'eau peptonée évite la formation du dépôt et des grumeaux naturels. La présence de ce dépôt

(1) *Presse Médicale*, 21 juillet 1896.

et des agglomérats naturels de bacille qu'on y peut rencontrer, est, en effet, avec la pauvreté des cultures anciennes, la seule cause d'erreur; mais Nicolle et Halipré ont singulièrement exagéré celle-ci, et nous sommes de l'avis de Widal. Il suffirait, pour éviter l'inconvénient signalé plus haut, de ne puiser avec la pipette que la partie supérieure de la culture où il n'y a pas de dépôt. Nous avons constaté que les parties supérieures de la culture sont encore assez riches pour donner la réaction au bout de quinze à vingt jours. Des cultures plus anciennes peuvent être employées, à condition d'agiter le dépôt ; les bacilles du dépôt sont, il est vrai, moins mobiles que ceux de la surface, mais on sait que la réaction peut être obtenue même avec des bacilles morts; les grumeaux de ce dépôt ne sont habituellement pas assez nombreux ni assez semblables à ceux de la réaction agglutinante pour causer une erreur du diagnostic. Cependant, pour plus de sûreté, on peut employer comme milieu nutritif l'eau peptonée ou, mieux encore, un bouillon artificiel.

Le bacille d'Eberth pousse très activement dans ce milieu. Des cultures de quinze jours et trois semaines nous ont toujours présenté des bacilles mobiles, nombreux dans la partie supérieure, surtout lorsque ces cultures ne séjournaient pas plus de vingt-quatre heures à l'étuve à 37° centigrades et étaient mises ensuite à la température de la chambre; le bacille, en outre, ne donne à peu près près pas de grumeaux dans le dépôt et l'on peut ainsi employer des cultures très âgées. Nous conseillons, en pratique, d'opérer de la façon suivante :

1° Employer le bouillon artificiel;

2° Réensemencer ses cultures tous les quinze jours; mettre ses cultures vingt-quatre heures à l'étuve à 37° centigrade, puis les laisser à la température de la chambre.

3° Se servir habituellement de la partie supérieure de la culture où les bacilles sont plus vigoureux et plus mobiles (la culture dans les tubes nous paraît plus facile à employer que la culture en ballon).

4° Si l'on a une culture vieille, agiter le dépôt pour dissoudre les grumeaux et, pour plus de sûreté, *comparer toujours les préparations avec sérum à une préparation de culture sans sérum.*

Nous abordons en passant, la question de l'échantillon de bacilles d'Eberth à employer. Il va sans dire qu'il faut qu'un même opérateur emploie, pour avoir des résultats comparables, des cultures provenant toujours du même échantillon cultivé en série; de plus, cet échantillon doit être un bacille d'Eberth présentant au complet les propriétés biologiques de la forme classique et dont le pouvoir agglutinant aura été expérimenté avec des cas de fièvre typhoïde cliniquement certains.

3° Différents procédés pour la séro-réaction.

Trois procédés ont été indiqués par M. Widal qui a rappelé aussi le procédé de Gruber avec des cultures solides. Nous allons exposer chacun de ces procédés et donner leurs avantages, mais, auparavant, rappelons, en deux mots, la façon dont se fait la réaction dite de glabrification (Gruber) : lorsqu'on met une culture de bacille d'Eberth en milieu liquide en présence du sérum d'un homme ou d'un animal infecté par ce bacille, si l'on ajoute une petite quantité d'émulsion en milieu liquide d'une culture sur agar de bacille d'Eberth à quelques gouttes du sérum typhique, on obtient :

1° *A la vue.* — La précipitation et le dépôt au fond du tube des bacilles d'Eberth ; le milieu liquide devient absolument limpide, lorsque des flocons très visibles au bout d'un temps variable, se sont complètement précipités.

2° *Au microscope.* — Si l'on examine une parcelle de ces grumeaux avec un grossissement assez fort et sans qu'il soit besoin de coloration, on voit des bacilles déformés, immobiles, agglutinés en amas souvent très considérables ; si la réaction n'est pas finie, ou si le sérum n'est pas très agglutinant, les amas sont plus petits et les bacilles peuvent n'être pas tous immobilisés; certains peuvent encore s'agiter dans la préparation, ceux qui sont sur le bord des amas peuvent s'agiter par une de leurs extrémités, tandis que l'autre est manifestement agglutinée au paquet des bacilles immobiles. On peut voir, d'ailleurs, la réaction se faire ou se continuer sous le champ du microscope. On sait que si l'on examine de la même façon une culture d'Éberth normale, on se rend compte que le bouillon est uniformément trouble et présente un aspect moiré spécial et, au microscope, on voit les bacilles tous isolés les uns des autres, très mobiles, ne formant jamais d'amas.

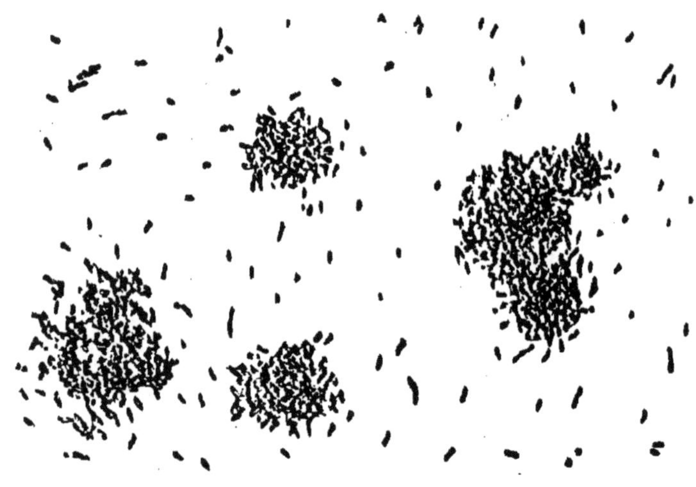

Fig. 1.

Bacilles d'Eberth réunis en amas.

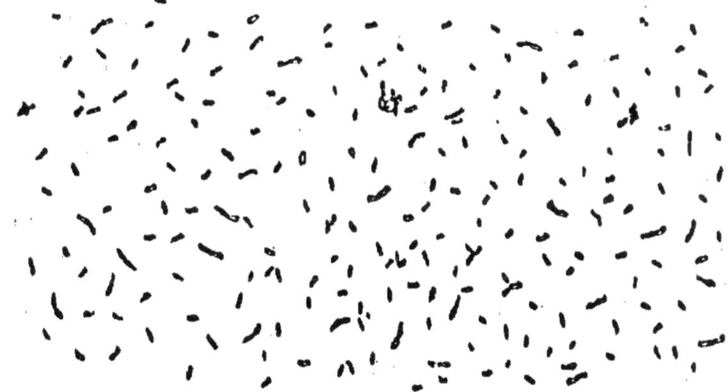

Fig. II.

Culture normale d'Eberth.

Voilà la réaction primordiale qui a été faite principalement par Gruber et Durham sur le bacille typhique avec le sérum des animaux immunisés ou des malades convalescents.

Abordons maintenant l'étude des procédés employés en clinique.

1° Procédé de Gruber appliqué par Widal au séro-diagnostic.

C'est le procédé que nous venons d'indiquer. Il suffit d'ajouter à la dilution de la culture jeune sur agar quleques gouttes d'un sérum recueilli même par piqûre du bout du doigt. La réaction à la vue se produit ordinairement en une heure environ, et plus rapidement au microscope ; mais elle est moins rapide que les procédés identiques avec des cultures liquides, comme l'a montré Rodet.

2° Réaction obtenue par la mise en présence du sérum et d'une culture liquide.

Dans ce cas, on ajoute à une culture liquide (jeune, autant que possible et faite en tube étroit) une proportion déterminée de sérum ; on obtient la précipitation en grumeaux, comme dans la méthode précédente, mais la réaction se fait plus vite et peut être visible au bout de quelques minutes ou un quart d'heure ; elle est terminée et le liquide est clair au bout de 1 ou 2 heures au minimum. Le sérum employé peut à la rigueur, n'être pas rigoureusement aseptique, mais alors il peut se faire un développement de germes quelconques qui peuvent masquer la réaction, si celle-ci se fait très lentement, ou, du moins, troubler le tube une fois la réaction faite. Si, à la place du sérum, on emploie du sang pur, un autre inconvénient est qu'il faut laisser déposer le sang avant de constater nettement la réaction.

3° Réaction agglutinante par le développement d'une culture en présence du sérum.

On ajoute à du bouillon stérilisé quelques gouttes du sérum de typhique, puis une parcelle de bacille d'Eberth, pour l'ensemencer, et on met le tout à l'étuve à 37°. Au bout de 24 heures et même moins, on voit qu'il s'est développé sur les parois et au fond du tube les petits grumeaux caractéristiques et que le liquide est resté clair au lieu de se troubler comme dans les cultures normales de bacilles d'Eberth.

Ce procédé nécessite évidemment l'emploi d'un sérum absolument aseptique et ne peut être fait dans de bonnes conditions qu'avec du sérum du sang pris directement dans la veine. Si le sérum a été recueilli au bout du doigt, il se développera souvent des germes associés qui troubleront la culture et masqueront la réaction.

4° Procédé rapide.

Pour celui-ci, on fait agir directement une goutte de sang ou de sérum sur quelques gouttes de culture dans un tube ou un verre de montre et l'on regarde au microscope des parcelles du mélange ; la réaction se fait en quelques minutes; elle est ordinairement très visible au bout d'une heure et l'on voit les amas caractéristiques.

Ce procédé présente sur tous les autres l'avantage de la rapidité, surtout si l'on emploie directement du sang. Lorsqu'on veut se servir du sérum il faut naturellement attendre que le caillot se soit séparé. Un autre avantage consiste dans ce fait, qu'il suffit d'une goutte de sang prise au bout du doigt pour obtenir la réaction.

Les trois premiers procédés peuvent donc être considérés comme des procédés un peu compliqués, difficiles à appliquer dans tous les cas en dehors de l'hôpital.

Le procédé n° 2 est le plus long et nécessite l'emploi d'un sérum rigoureusement aseptique et la possession d'une étuve ; les procédés n° 1 et n° 3, sans être très compliqués, demandent au moins une heure ou deux et, autant que possible, l'emploi du sérum dont la séparation du caillot demande aussi un certain temps ; ils ne seront ordinairement employés que comme procédés d'étude ou de contrôle pour apprécier les nuances de la réaction.

L'avantage de la rapidité et de la facilité reste donc au dernier qui est actuellement un procédé de choix, essentiellement clinique ; nous allons insister sur quelques points de son application. En résumé il demande simplement l'emploi d'une culture en milieu liquide, d'un microscope et d'une goutte de sang.

Proportion de sang ou de sérum à employer.

Dans tous les procédés, cette quantité a été fixée après tâtonnements par M. Widal à *1* goutte de sérum ou de sang pour *10* gouttes de culture. La réaction peut se produire avec des doses beaucoup plus faibles jusqu'à *1* de sérum pour *60* de culture; mais, en pratique, il faut se servir de la proportion de 1 pour 10, dose à laquelle les autres sérums ne coagulent jamais l'Eberth, et où le sérum typhique donne presque toujours la réaction lorsqu'elle existe. Lorsque l'on veut, comme l'ont fait Widal et Sicard (1), étudier les variations d'intensité de la réaction, on peut mettre dans différents tubes des doses différentes de sérum pour voir à quelle limite en-dessus ou en-dessous des doses normales se produit la réaction.

Nous nous sommes presque toujours servis de la proportion de 1 goutte de sérum pour 1/2 cent. cube de culture. Comme les gouttes varient suivant le diamètre des pipettes que l'on emploie, il est bon de se servir d'un tube de même dimension, permettant à l'expérimentateur de mettre toujours la même dose. Nous nous sommes servis des

(1) *Presse Médicale*, septembre 1896.

petits tubes en verre indiqués plus haut ; leur avantage est, en outre, à cause de leur peu de longueur, de laisser facilement tomber la goutte de sang au fond du tube.

Examen à la vue et au microscope.

Lorsque le sang est précipité, le milieu liquide est ordinairement devenu limpide dans les cas de réaction positive ; c'est, en somme, la réaction du procédé no 2, mais il serait imprudent de se baser uniquement sur l'examen à la vue, un trouble accidentel du sang ou d'autre chose pouvant toujours masquer la réaction ; il faut donc faire absolument l'examen au microscope.

Il suffit d'un bon microscope avec objectif no 7 et un bon éclairage ; on n'a pas besoin, dans ce cas, d'objectif à immersion.

Faut-il colorer les préparations ? Nous pensons que non dans la pratique, car la réaction est beaucoup plus nette. Il suffit d'agiter le tube pour secouer le dépôt des bacilles et de mettre entre lame et lamelle une goutte du mélange ; les globules rouges servant d'ailleurs à mettre au point. La coloration de la préparation ne nous semble avoir d'avantage que dans les cas où l'on n'a à sa disposition qu'un mauvais microscope avec un faible grossissement ; dans ce cas, les amas colorés se voient de la façon suivante : on distingue des sortes de plaques composées d'un tissu amorphe faiblement coloré par le violet de gentiane, et qui paraît être la substance agglutinante des amas ; dans celle-ci, on distingue, sur différents plans, les bacilles plus fortement colorés, mais qui paraissent moins serrées que dans les préparations sans coloration. En tout cas, on ne se servira ordinairement que d'une solution alcoolique de violet de gentiane diluée dans l'eau ; une solution trop alcoolique ou trop chargée risque de former avec les matières albuminoïdes des grumeaux qui gênent l'examen.

On peut, une fois la préparation faite sans coloration, mettre sur le bord de la lamelle une goutte de colorant qui diffuse peu à peu et colore le champ de la préparation. On a alors la facilité d'examiner avec et sans coloration.

Pour résumer les principales indications de ce chapitre, il nous semble qu'on peut agir de la façon suivante :

1° Au point de vue scientifique, pour se rendre compte de toutes les nuances de la réaction, il faut employer les procédés n° 2 et n° 3, avec du sérum aseptique, faire, si besoin est, le dosage comme l'indiquent Widal et Sicard.

2° Au point de vue clinique, on peut se contenter du procédé rapide qui donne presque toujours des résultats suffisants. Dans la clientèle ordi-

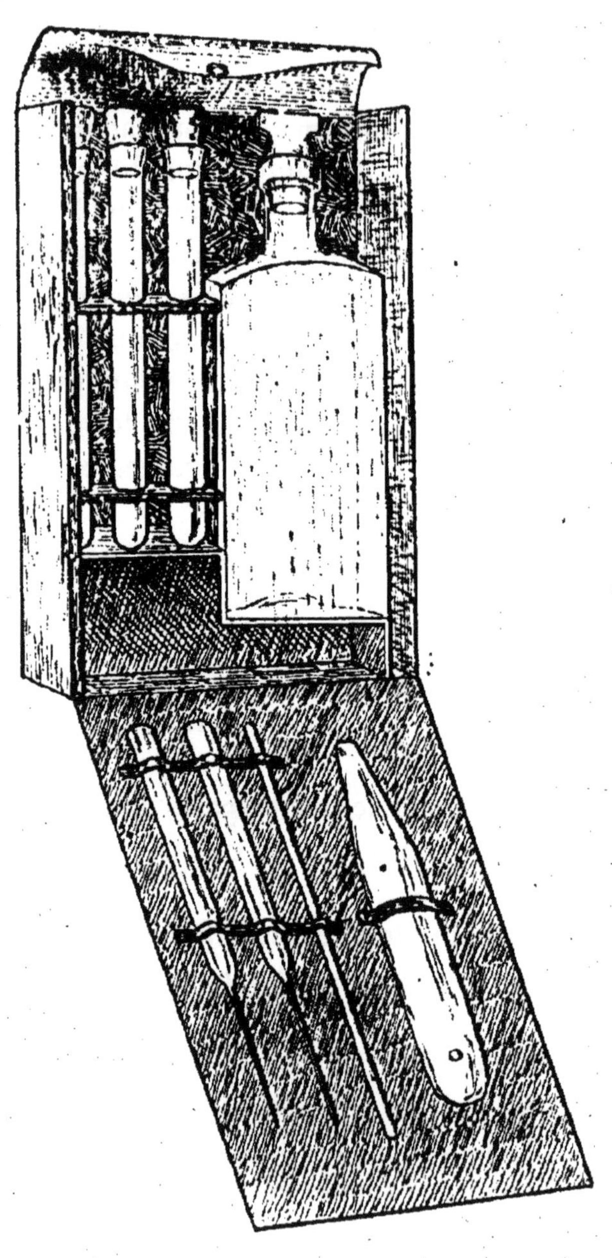

naire, si on n'a pas à sa disposition de culture, il est facile de recueillir simplement quelque gouttes de sang dans un tube flambé, et de l'envoyer dans un laboratoire.

Pour la pratique, nous avons fait faire une petite trousse-pochette, contenant les objets indispensables au praticien qui voudra s'occuper dans la clientèle du séro-diagnostic.

Ce nécessaire renferme : 1 flacon d'éther pour la désinfection rapide du bout du doigt du malade; 3 petits tubes à réaction, contenant la culture d'Eberth; un agitateur en verre, pour prendre une goutte de liquide nécessaire à l'examen microscopique; 2 petites pipettes pouvant servir pour l'ensemencement des bouillons de cultures, ou la prise du sérum dans le cas d'emploi des procédés nº 1 et nº 3, et enfin une lancette, pour faire la piqûre du doigt.

CHAPITRE IV

Le séro-diagnostic de la fièvre typhoïde en clinique.

RÉSULTATS OBTENUS. — SÉRO-PRONOSTIC.

Nous avons montré, dans le chapitre précédent, combien l'épreuve du séro-diagnostic peut être faite d'une façon simple, rapide. Il s'agit de voir maintenant ses résultats pratiques d'après les nombreux auteurs qui nous ont précédés et d'après nos résultats personnels. Nous verrons alors les applications immédiates de la méthode pour résoudre la question souvent si difficile, tout le monde le reconnaît, du diagnostic rapide, sûr, précoce de la fièvre typhoïde et comment elle conduira peut-être un jour au séro-pronostic de la maladie.

Les cas publiés avant nous sont ceux des auteurs snivants :

Widal (1), au Congrès de Nancy, apportait 22 cas de fièvre typhoïde où la réaction n'avait jamais manqué ; il l'avait constatée six fois au huitième jour, deux fois au septième jour, une fois au cinquième jour. Chez deux malades il avait vu, après des essais négatifs, appaaître la réaction, une fois au septième jour, l'autre fois entre le douzième et le vingt-deuxième jour. Chez douze sujets guéris de la dothiénentérie depuis 1 à 19 cas, il ne trouva que deux fois la réaction, 1 an et 7 ans après la terminaison de la maladie.

Widal et *Sicard* (2) publient, au mois d'octobre, dix-sept cas nouveaux de malades examinés à la période d'état et où la réaction avait toujours été positive et la constatent une fois au cinquième jour, deux fois au sixième jour et du septième au douzième jour dans les autres cas. Ils étudient surtout la réaction chez seize sujets guéris depuis 19 jours à 6 mois et constatent la disparition de la réaction chez deux seulement (forme légère) 18 jours et 24 après la guérison. Ils étudient surtout l'atténuation de la réaction chez les convalescents et constatent qu'elle diminue à partir du 15e ou du 30e jour. En mesurant la réaction par l'emploi de différentes doses d'un même sérum, ils constatent, d'ailleurs, que la réaction peut, dans

(1) *Presse Médicale*, 8 août 1896.
(2) *Presse Médicale*, 10 octobre 1896.

certains cas, persister très forte pendant très long-temps (six mois et plus) et attribuent ceci aux réactions particulières de l'organisme.

Dieulafoy (1) quelques jours après la communication de Widal donne deux cas positifs au 7e jour et au 12e jour.

Courmont (2) apporte vingt cas nouveaux dont neuf de fièvre typhoïde cliniquement confirmée avec séro-diagnostic positif et onze cas d'affections diverses où la réaction ne s'était jamais montrée. A propos des rapports entre l'intensité de la réaction et la gravité de la maladie, il apporte des cas prouvant la possibilité d'un séro-pronostic.

A la Société Médicale des Hôpitaux de Paris (24 juillet) *Achard* présente trois cas de fièvre typhoïde avérée avec réaction positive et trois cas cliniquement douteux où l'absence de la réaction fut en rapport avec l'évolution ultérieure de la maladie.

Lemoine(3), ayant étudié trois cas de typhoïdette trouve la réaction positive ; dans six cas d'embarras gastrique, un seul donne la réaction et l'évolution ultérieure confirme le diagnostic.

Le même jour, *Ménétrier*(4) apporte un cas positif au septième jour. *Rendu*, à la même Société, insiste

(1) *Presse Médicale*, 8 juillet 1896.
(2) *Société de Biologie*, juillet 1896.
(3) *Presse Médicale*, 25 juillet 1896.
(4) *Presse Médicale*, 25 juillet.

sur les services que lui rendit la séro-réaction dans un cas où l'absence de réaction eut permis l'alimentation immédiate du malade.

Josué et *Clerc* (1) apportent un cas positif, avec autopsie confirmative du diagnostic.

Dans un article de la *Presse Médicale* (30 sep.) *Haushalter* insiste sur la difficulté ordinaire du diagnostic de la fièvre typhoïde chez les enfants. Il étudie la séro-réaction dans cinq cas d'affections quelconques où elle était absente et dans trente-sept cas où le diagnostic clinique fut, à un certain moment du moins, celui de fièvre typhoïde. Dans dix-neuf cas il constate la réaction à la période fébrile et la clinique confirme la séro-réaction. Chez trois convalescents, il la constate du 4e au 15me jour. Dans huit cas de typhoïdette il la trouve positive cinq fois et trois fois négative. Il n'ose conclure cependant que ces cas n'aient pas été des fièvres typhoïdes, mais dans quatre autres cas simulant une dothiénenthérie ultérieure confirma le séro-diagnostic qui avait été négatif.

Enfin il rapporte un cas où tous les symptômes typhiques furent réunis sans qu'à aucune période, il ait pu constater la réaction.

Villiès et *Batlle* (2) étudient la réaction dans les cas suivants. Ils la trouvent positive dans sept

(1) *Société d'Anatomie*, 31 juillet.
(2) *Presse Médicale*, 14 octobre 1896.

cas à la période d'état ; chez trois sujets guéris (13 mois, 7 mois et 6 mois). Dans huit cas de fièvre typhoïde ils la trouvent positive dès l'entrée des malades, notamment au 3me jour de la maladie chez deux d'entre eux et chez un au 4me jour. Dans trois cas de malaria, ils la trouvent positive une fois ; dans ce cas, la fièvre avait été continue et pouvait être une typho-malaria. Enfin ils constatent l'absence de réaction dans le cours de dix autres affections certainement non typhiques.

Catrin (1) constate de même l'absence de réaction constamment dans neuf cas de maladies diverses et l'étudie plus sérieusement chez 48 malades où les symptômes pouvaient faire penser à une dothiénentérie. Dans trente-six cas de fièvre typhoïde, il trouve toujours la réaction. Dans douze cas où il ne la trouve pas, l'évolution ultérieure confirme le séro-diagnostic. Comme date d'apparition, il constate, chez quatre malades examinés dès le 3e jour de leur maladie, que les résultats furent constamment négatifs et que chez six malades examinés au 4e jour, la réaction ne fut positive que deux fois ; chez les autres il la constate du 6me au 40 jour. Dans ce travail. M. Catrin revient sur la question du séro-pronostic.

Si nous totalisons les résultats publiés jusqu'ici nous voyons que, sur 140 cas où les symptômes et

(1) *Presse Médicale*, 17 octobre 1896.

l'évolution de la maladie ont imposé le diagnostic de fièvre typhoïde, la réaction n'a manqué que quatre fois et, sur ces quatre derniers cas, un seul avait réellement montré tous les symptômes de fièvre typhoïde avec absence complète de séro-réaction.

Sur les 136 résultats positifs, la réaction n'a été constatée que rarement dans les six premiers jours de la maladie ; deux fois au 3me jour sur six cas examinés à cette période ; trois fois sur sept au 4me jour ; deux fois au 5me jour et deux fois au 6me jour. Dans les autres cas, la réaction n'a apparu qu'à partir du 7e jour.

Dans 4 cas de Widal elle n'a paru qu'entre le 12e et le 24e jour.

On voit donc que l'apparition de la séro-réaction chez les typhiques commence vers le 7e jour et qu'auparavant elle manque environ dans la moitié des cas du 3e au 6e jour. Mais il faut remarquer que les malades des hôpitaux sont rarement examinés dès les premiers jours de leur maladie.

Dans 34 cas de fièvre typhoïde guéris depuis des périodes variant de quelques jours à plusieurs années, la réaction ne s'est montrée positive que 2 fois à partir de 1 an et qu'au contraire elle n'a manqué que 3 fois dans le cours de la 1re année.

Enfin dans 66 observations faites sur des sujets sains ou atteints de maladie quelconque la séro-réaction a toujours fait défaut, sauf dans un seul cas

(cas de malaria ou typho-malaria observé par Willies et Batlle).

Résultats Personnels

Voici maintenant nos résultats personnels. Ils portent sur un grand nombre d'observations que nous avons pu recueillir grâce à la bienveillance de nos maîtres des hôpitaux.

L'un de nous recueillait les principaux éléments de l'observation clinique, le diagnostic porté jusqu'alors, le sang du malade. M. Paul Courmont examinait les réactions sans connaître le malade et faisait ainsi le séro-diagnostic sans aucune idée préconçue. *Nous avons réuni ainsi le total imposant de 100 observations.* Pour les étudier nous allons les classer de la façon suivante :

1° Cas étudiés au début ou à la période d'état.

2° Cas des typhiques convalescents ou guéris depuis longtemps.

3° Cas de non typhoïde ou douteux.

1°. — *Cas étudiés au début ou à la période d'état.*

Parmi ces cas, les uns ont été diagnostiqués par la séroréaction ; les autres ont servi à confirmer la valeur du procédé plutôt qu'à assurer le diagnostic clinique. Ces derniers sont les plus nombreux, mais cela ne doit pas étonner, car nous n'avons pu en général examiner les malades qu'à une période avancée de la maladie et rarement pendant les premiers jours. Nous nous sommes fixé, d'après les conseils de cliniciens autorisés pour déterminer le début de l'affection à l'apparition des premières taches rosées lenticulaires et de l'ensemble des symptômes classiques de la dothiénentérie.

Nous avons ainsi 44 cas étudiés au début ou à la période d'état. Sur **10** cas observés chez les enfants nous avons 1 cas au 6° jour, 2 cas au 8° et 7 cas du 8° au 30e jour.

Chez les adultes nous avons 1 cas au 5° jour. 2 cas au 6e jour, 10 cas du 7° au 15e jour et 9 cas du 15e au 30° jour. La clinique de M. Bondet nous a fournit 11 cas ; 2 cas à forme légère où le sérum fit faire le diagnostic et 9 cas à la période d'état. Dans un seul cas nous où avions eu un résultat négatif au 6° jour, nous l'avons vu apparaître au 10e jour. (Observation XXIV).

2° *Cas fournis par des convalescents ou des typhiques guéris depuis longtemps.*

Chez les convalescents nous avons étudié la réaction à des époques très différentes, aussi les résultats sont-ils tout autres que dans les cas précédents.

Nous avons **36** cas où la séro-réaction a été faite

sur des typhiques convalescents ou guéris; 25 fois elle a été positive; 11 fois négative.

Chez les enfacts nous avons sur 5 cas de 1 mois, 1 résultat négatif et 4 positifs; sur 10 cas, de 1 à 3 mois, nous avons 4 cas positifs et 6 cas négatifs. En somme, chez les enfants, sur 15 cas examinés dans une période de 3 mois, nous avons presque la moitié des cas où la réaction disparaît, (8 cas positifs et 7 négatifs).

Chez les adultes nous avons 13 cas positifs et 1 négatif au bout de 1 mois; de 1 à 3 mois, 6 cas positifs et 1 négatif; 1 cas positif au bout de 1 an et 2 cas négatifs de 5 à 7 ans.

En résumé, sur 24 cas, nous avons, chez les typhiques adolescents ou guéris, 20 cas positifs et 4 cas négatifs.

On remarquera ici la différence qui existe au point de vue de la durée de la réaction entre les enfants et les adultes; alors que chez l'enfant dans la moitié des cas, la réaction a disparu au bout de 3 mois, chez l'adulte elle persiste encore dans 19 cas sur 21 examinés.

3o. — *Cas de malades non typhiques ou douteux.*

Nous avons 20 cas où la réaction a manqué et où aussi l'évolution ultérieure de la maladie a confirmé le séro-diagnostic.

Nous avons en plus 2 cas douteux; l'un de grippe

et l'autre de dyssentérie. Le premier (observation LXXXI) après avoir donné un résultat négatif dans un premier examen, a montré, à une seconde épreuve pendant la convalescence une réaction, faible il est vrai, mais néanmoins positive; il se peut du reste bien que la malade ait pris la fièvre typhoïde entre les deux périodes ou l'on fit son séro-diagnostic.

Nous ne parlerons pas ici des **18** cas où la réaction a été absolument négative, nous contentant de dire que les malades étaient atteints de tuberculose aiguë (4 cas), de pneumonie ou broncho-pneumonie (4, dont 2 enfants), de péritonite tuberculeuse (2 enfants), de pleurésie (1 cas), de métrite fébrile (1 cas), d'embarras gastrique (5 cas) et d'impaludisme (1 cas).

Statistique totale

Si maintenant nous faisons la *statistique totale* des cas positifs et négatifs publiés avant nous et de nos cas personnels, nous arrivons aux chiffres suivants : sur **240** cas (**100** cas personnels) où la séro-réaction a été essayée nous n'avons que **3** cas douteux, c'est-à-dire où la réaction ait eu lieu, sans dothiénentérie certaine :

1 cas de malaria ;
1 cas de dyssenterie ;
1 cas de psittacose.

Dans le premier cas, on peut penser que le malade a eu une typho-malaria et, dans ce cas, la réaction n'aurait rien eu de surprenant.

Dans le deuxième cas, le malade nous a dit avoir eu la dyssenterie (voir Observation LXXXII), mais l'absence de renseignements précis nous permet à juste titre de supposer que cette dyssenterie n'était peut être bien qu'une fièvre typhoïde légère avec diarrhée plus abondante que d'ordinaire.

On voit donc qu'il ne reste qu'un seul cas de fièvre typhoïde cliniquement authentique où la séro-réaction n'ait pas eu lieu (Haushalter).

Nous pouvons donc maintenant répondre aux questions suivantes intéressant le diagnostic clinique par la séro-réaction.

1° *Dans quelle proposition trouvons-nous la séro-réaction au cours de la fièvre typhoïde et la trouvons-nous dans d'autres affections ?*

Comme nous venons de le dire il n'a été publié qu'un seul cas de fièvre typhoïde cliniquement authentique ou la séro-réaction ait totalement manqué. De même, dans les très nombreux cas ou la séro-réaction a été cherchée chez des sujets sains où atteints d'affection quelconque, elle n'a été constaté que 2 fois, en dehors de la dothiénentérie (cas de malaria de Willies, cas de psittacose de Achard et Bensaude). Dans les cas où la maladie avait présenté au début des symptômes typhiques avec absence de séro-réaction, l'évolution ultérieure de la maladie donna raison au séro-diagnostic.

2° A quelle période la plus rapprochée au début de la maladie la séro-réaction apparaît-elle ?

Comme nous l'indiquions tout à l'heure, à propos des premiers résultats obtenus, c'est à partir du 7e jour qu'elle apparaît ordinairement; elle est plus rarement trouvée à mesure qu'on se rapproche du 3e jour de la maladie, époque la plus rapprochée où on l'ait observée.

3° Combien de temps la séro-réaction persiste-t-elle après la guérison de la maladie ?

Nous avons vu, d'après les cas de Widal et ses successeurs et d'après les nôtres, que la réaction est presque toujours rencontrée dans les dix ou douze premiers mois qui suivent la fièvre typhoïde (nous l'avons constatée dans tous les cas, sauf deux chez les adultes et 7 chez les enfants).

A partir de 1 an la séro-réaction ne se constate plus que rarement. Widal, dans un cas exceptionnel, l'a constatée au bout de sept ans.

Ces trois questions sont extrêmement importantes au point de vue doctrinal et au point de vue clinique.

Au point de vue doctrinal, l'apparition précoce de la séro-réaction chez les typhiques et sa disparition progressive et rapide, à partir du moment de sa guérison, fait bien étudié par Widal, sont à l'appui de sa théorie que la séro-réaction de la fièvre typhoïde est une réaction d'infection et non une réaction d'immunité puisqu'elle diminue lorsque l'immunité augmente.

Au point de vue clinique, nous sommes, d'après ces résultats, autorisés à affirmer la fièvre typhoïde toutes les fois que nous constatons la séro-réaction sur le bacille d'Eberth. Il ne faut faire exception que dans le cas où le malade en observation aurait eu récemment la fièvre typhoïde. Certains cas rares peuvent se présenter où par absence de renseignements une erreur de ce genre pourrait être possible.

Mais la réciproque de cette proposition n'est pas vraie : lorsque la séro-réaction manque chez un malade, nous ne pouvons point affirmer qu'il n'ait pas la fièvre typhoïde, puisque la propriété agglutinante peut apparaître plus tard.

Nous n'avons, dans ce cas, comme le dit Widal, que des probabilités pour nier le diagnostic de dothiénentérie et cela d'autant plus que nous sommes plus rapprochés du début de la maladie ;

mais la constatation répétée de l'absence de séro-réaction augmente les preuves en faveur d'un diagnostic négatif.

Enfin l'absence dûment constatée de la séro-réaction dans les premiers jours de la convalescence permet de nier rétrospectivement la nature eberthienne de la maladie.

D'après toutes ces données, nous voyons combien est vaste le champ des explications de séro-diagnostic et combien vont diminuer les cas où, jusqu'ici était impossible le diagnostic entre la dothiénentérie et d'autres affections similaires.

Le séro-diagnostic est donc appelé à rendre d'immenses services dans les cas où la clinique peut se trouver impuissante. Nous voulons parler surtout du diagnostic dès les premiers jours de la fièvre typhoïde (Obs. XXIV); si la réaction n'est pas constante à cette période, du moins sa présence, lorsqu'elle existe permettra le diagnostic sans crainte d'erreur ; nous voulons parler du diagnostic rétrospectif de la fièvre typhoïde; notre observ. LXXXII en est un bel exemple. Le malade en question avait été considéré comme atteint de dyssenterie; la pathogénie des névrites secondaires consécutives à celle-ci avait été mise sur son compte; c'est le séro-diagnostic qui permit d'affirmer la nature eberthienne de l'affection antérieure et des névrites que le malade présente actuellement.

Nous voulons parler surtout du diagnostic dans les formes régulières ou atténuées de la fièvre typhoïde, fait sur lequel insistait déjà M. Dieulafoy dès le mois de juillet. Le séro-diagnostic permettra souvent d'affirmer l'infection typhique alors que la maladie aura revêtu le masque de la méningite (voir l'observation XXIV) de la grippe, (Observation LXXXI) de l'embarras gastrique (Haushalter). Il apportera un criterium décisif dans ces cas d'embarras gastrique (Observation LXXXV) où la distinction est difficile à faire pendant le cours de la maladie entre un embarras gastrique vrai et une typhoïdette. L'évolution ultérieure de la maladie dans les cas de Lemoine, Willies et Batlle, la convalescence plus longue dans les cas où la réaction avait été positive montrent l'importance et la précision du séro-diagnostic pour trancher ces cas difficiles.

Enfin l'absence de la séro-réaction, à une période déjà avancée de certaines affections fébriles, permettra l'alimentation du malade et une direction différente du traitement (Voir l'observation XCVII) dans les cas où une endocardite infectieuse, une granulie, une grippe, une péritonite tuberculeuse (Observation XCVIII), aurait revêtu l'aspect d'une fièvre typhoïde grave.

La question, si controversée, du pneumo-typhus pourra emprunter des arguments décisifs à la présence ou à l'absence de la séro-réaction.

Chez l'enfant, surtout, la séro-réaction évitera des erreurs si faciles à cet âge avec la plupart des affections fébriles pouvant revêtir un type indéterminé ; la pneumonie dans certains cas (Observation XCIX), la péritonite tuberculeuse (Observation XCVII), la méningite, surtout la granulie peuvent, du moins à certains moments de leur évolution, être confondues avec la fièvre typhoïde, la séro-réaction tranchera souvent la question.

Séro-pronostic.

Une question des plus importantes réside dans les rapports entre la longueur et la gravité de l'infection et la durée et l'intensité de la séro-réaction.

Si, comme le pense Widal, celle-ci est une réaction d'infection et non d'immunité, l'intensité de la maladie et de la réaction doivent être en proportion directe. Au mois de juillet de cette année M. Paul Courmont (1) proposa le mot de séro-pronostic et en posa les premières bases à l'aide de l'étude attentive de la réaction de Widal.

Dans les neuf cas qu'il avait observés, les réactions les plus fortes lui avaient paru se produire dans les formes cliniquement les plus graves, tandis que les réactions les plus atténuées se rencontraient dans les formes légères.

(1) *Presse Médicale*, juillet 1896.

M. Catrin, dans sa communication à la Société médicale des Hôpitaux, reprit l'idée du séro-pronostic et confirma ce fait que les réactions les plus précoces et les plus accusées semblent indiquer les formes les plus graves, tandis que les cas légers présentent des réactions atténuées et de peu de durée.

MM. Widal et Sicard, quelques jours avant, avaient montré la disparition rapide, au cours de la convalescence, de la réaction, dans deux cas de forme légère ; mais, pour être menée à bien, cette étude sur le séro-diagnostic demanderait une observation minutieuse de l'apparition et des variations de la séro-réaction comparée à l'étude clinique de la maladie. Il est vrai que l'intensité de l'infection n'est pas le seul facteur de pronostic dans la fièvre typhoïde ; pour toutes ces raisons, comme l'a fait remarquer Widal, on ne saurait actuellement porter le pronostic de la fièvre typhoïde d'après une étude superficielle de la séro-réaction.

CHAPITRE V

Observations Cliniques.

Pour faciliter l'étude de nos observations cliniques, nous divisons ce chapitre en trois parties :

1° Malades (enfants et adultes) chez qui le séro-diagnostic a été fait pendant la période d'état de la fièvre typhoïde ;

2° Malades (enfants et adultes) chez qui le séro-diagnostic a été fait pendant la convalescence, ou après la guérison ;

3° Malades (enfants et adultes), chez qui le séro-diagnostic a été négatif.

Nous tenons à remercier encore une fois ici, nos maîtres des hôpitaux, dont l'obligeance nous a permis d'arriver aux résultats donnés dans notre chapitre de clinique.

Les cas observés chez les enfants ont été recueillis

dans le service de M. Colrat et dans la clinique de M. Weill.

Les cas étudiés chez les adultes ont été recueillis dans les services de MM. Audry, Bondet, Bouveret, Drivon, Devic, Lannois, Lépine, Lyonnet, Nicolas, Renaut et Teissier.

PREMIÈRE PARTIE

Malades chez qui le séro-diagnostic a été fait pendant la période d'état de la fièvre typhoïde

OBSERVATION I

Joseph E..., 4 ans, salle Ste-Aline, n° 1.

Entré à la Charité, le 23 novembre 1896. Il n'était malade que depuis huit jours.

Une seule tache rosée. Rate moyenne. Peu de diarrhée. Grosse bronchite généralisée.

Température maxima = 40° 4.

Le malade a pris 13 bains.

Séro-diagnostic le 29 novembre avec une culture du 19 novembre.

La réaction a eu lieu au microscope au bout de 40 minutes. A ce moment, amas moyens, assez nombreux, sur les bords desquels on voit les bacilles venir s'agglutiner, puis s'immobiliser peu à peu.

Au bout de 12 heures, le liquide est clair.

Au bout de 24 heures, au microscope, on ne voit plus de bacilles mobiles, encore quelques-uns d'isolés ; les amas sont les mêmes que dans le premier examen.

OBSERVATION II

Arsène M..., 6 ans, salle Ste-Aline, n° 27.

Entré à la Charité le 11 novembre.

Malade chez ses parents depuis 6 jours.

Ni diarrhée, ni taches rosées, ni bronchite rate moyenne.

Température maxima = 39° 3.

Le malade n'a pas été baigné.

Séro-diagnostic le 19 novembre avec temp. = 36° 9.

A l'examen, le liquide est clair ; au microscope, amas nombreux et gros.

OBSERVATION III.

Joseph T..., 14 ans, salle Ste-Aline, n° 20.

Entré le 15 septembre. Il présente tous les symptômes de la fièvre typhoïde.

T. M. = 40°2.

Le malade a pris 40 bains.

Apyrexie du 21 octobre.

Séro-diagnostic fait le 19 octobre.

Le liquide, examiné au bout de 2 heures, est trouble ; il n'est clair qu'au bout de 24 heures.

Dans les deux examens, on voit de nombreux amas très petits et de quelques bacilles seulement.

OBSERVATION IV.

François G..., 7 ans 1/2, salle Ste-Aline, n° 1.

Entré le 30 octobre.

Température très élevée. Frissons, maux de tête.

T. M. = 40°5.

Séro-diagnostic fait le 31 octobre avec temp. = 39°8.

Le liquide est encore trouble au bout de 2 heures et clair seulement au bout de 24 heures.

Dans les 2 cas, résultat positif à l'examen microscopique ; pas de bacilles isolés.

Amas nombreux et assez gros.

OBSERVATION V.

R..., Adrien, 9 ans, salle Ste-Aline, n° 1 bis.

Entré le 29 octobre.

Malade depuis le 19 octobre, mis au lit le 21 octobre.

Céphalalgie. Frissons, Fièvre dès le premier jour, 4 Epistaxis Pas de bronchite, forte diarrhée. Nombreusestaches rosées, grosse rate, vomissements; délire depuis le 27 octobre.

T. M. = 40° 7, le 29 octobre.

Séro-diagnostic fait le jour de l'entrée, avec culture du 19 octobre.

Au bout de 2 heures, le liquide est encore trouble.

Au bout de 24 heures, il l'est encore.

Le résultat microscopique est le même dans les deux cas. On voit de très petits amas de 10 à 12 bacilles au plus.

Du reste, pas de bacilles isolés ou très peu. Donc, en résumé, réaction faible, mais positive.

2e *Examen.* — L'état du malade s'est aggravé.

Diarrhée très abondante. Délire continuel.

Nouveau séro-diagnostic, le 2 novembre, avec température de 40° 4.

Au bout de 3 heures, le liquide n'est pas encore clair. L'examen microscopique montre quelques bacilles mobiles, mais on voit de petits amas très nets, plus gros que ceux du premier jour.

OBSERVATION VI.

Alexandrine J..., 7 ans, salle Saint-Ferdinand, n° 2.

Début franc, le 1er octobre.

Forme grave. Troubles nerveux, très marqués. Tous les autres signes au complet.

T. M. = 41°.

Apyrexie le 20 octobre.

Rechute depuis le 23 septembre, avec tous les signes. T. 40°.

Nouvelle rechute le 12 octobre avec température peu élevée, mais phénomènes nerveux très marqués.

Sero-diagnostic le 12 octobre avec une culture du 2 octobre.

Au microscope : résultat très positif.

Apyrexie le 16 octobre.

OBSERVATION VII.

Antoine L..., 8 ans, salle St-Ferdinand, n° 10.

Début, le 10 août.

Entré à la Charité le 20 août avec 40°5.

Forme grave. Rechute, le 9 septembre.

16 octobre, la température est remontée à 40° et n'est pas descendue au-dessous de 38°.

Le 23 octobre, même état.

Séro-diagnostic (procédé du verre de montre) très positif en 1/2 heure.

Très gros amas.

OBSERVATION VIII.

Cécile B..., 14 ans, salle St-Ferdinand, n° 9.

Début franc, il y a 10 jours (le 30 otobre 1896).

Tous les signes, sauf taches rosées.

T. M = 40°5.

Séro-diagnostic le 15 octobre (procédé du verre de montre). Résultat très positif en 1 heure. Gros amas.

OBSERVATION IX.

Agathe C..., 9 ans, salle St-Ferdinand,

Début brusque le 27septembre,(la malade allait très bien avant), par de la céphalée et des vomissements.

Amélioration le 28 ; elle se met au lit le 29. Douleurs abdominales très violentes.

T. M. = 40°.

Le 2 octobre, la malade ne présente, comme signe de la fièvre typhoïde, qu'une céphalée intense. Elle n'a ni épistaxis, ni diarrhée, ni phénomènes abdominaux, ni taches, rosées ni hypertrophie sensible de la rate

Séro-diagnostic le 5octobre, (procédé du verre demontre) avec culture du 20 otobre.

Résultat nettement positif.

OBSERVATION X

Aubépine B..., 9 ans, salle St-Ferdinand, n° 32.

Début le 20 septembre.

Entrée à la Charité le 30 septembre. Elle présente tous les signes d'une fièvre typhoïde moyenne.

Séro-diagnostic le 2 octobre (procédé du verre de montre).

Résultat nettement positif.

Le 16 octobre, apyrexie depuis le 10 octobre.

OBSERVATION XI

X..., 23 ans, salle St-Augustin, n° 4.

Forme grave chez un jockey, 32 jours de durée. Myocardite en cours de fièvre.

Réaction superbe au 25e jour de la maladie.

OBSERVATION XII.

X..., 20 ans, salle St-Augustin, n° 43.

Dothiénentérie grave. Hémorrhagies. Furoncles. Durée, 22 jours.

Le malade a pris 70 bains.

Réaction très nette au lendemain de l'apyrexie.

OBSERVATION XIII.

X..., 35 ans, salle St-Bruno, n° 29.

Entré le 8 septembre.

Il présente tous les symptômes de la fièvre typhoïde. Température élevée très résistante à la balnéation.

T. M. = 40°6.

Le malade a pris 143 bains.

Il a eu *trois rechutes* ; la dernière date du 25 octobre; la température oscille entre 39°5 et 40°.

On l'a traité par la quinine, l'antipyrine et la phénacétine.

Séro-diagnostic le 30 octobre avec temp. = 39°8. Culture du 27 octobre.

Le liquide n'est clair qu'au bout de vingt-quatre heures. Au microscope, presque tous les bacilles sont mobiles ; *à peine deux ou trois petits amas.*

Au bout de quarante-huit heures, le liquide est jaune par suite de la dissolution de l'hémoglobine. Par contre, on ne voit plus de bacilles mobiles, mais, au contraire, *de nombreux amas moyens*, beaucoup plus gros que ceux de la veille.

OBSERVATION XIV

Antoine B..., 17 ans, salle St-Bruno, n° 27,

Entré le 28 octobre,

Ce malade présente une légère bronchite, un peu de diarrhée, de nombreuses taches rosées.

La température a atteint une fois 40°.

On ne l'a pas encore baigné au jour du séro-diagnostic.

Traité par l'antipyrine.

Séro-diagnostic le 31 octobre avec temp. = 38°. Culture du 27 octobre.

Au microscope : gros amas, pas un seul bacille mobile

OBSERVATION XV

Henri R..., 27 ans, salle Ste-Élisabeth, n° 43,

Entré à l'hôpital de Lyon le 19 novembre.

Sa maladie a commencé en Corse, vers le 25 octobre. A ce moment, céphalalgie, courbature, constipation. Traité à la quinine pour fièvre intermittente. Il put revenir en France, mais fut obligé d'entrer immédiatement à l'hôpital.

A ce moment: quelques taches rosées. Bronchite généralisée.

Grosse rate. Pas de délire

T. M. = 40°5,

Le malade a déjà pris 71 bains froids,

Séro-diagnostic le 28 novembre.

Au microscope, on voit de très gros amas, très nombreux, pas de bacilles isolés.

OBSERVATION XVI.

Henri B..., 28 ans, salle Ste-Élisabeth, n° 38.

Entré le 13 novembre.

Malade depuis le 5 novembre; au lit depuis le 15 novembre.

Cephalalgie, bronchite généralisée, vomissements, une seule tache rosée, rate assez grosse.

T. M. = 40°6.

Le malade a pris 56 bains froids.

Séro-diagnostic le 28 novembre avec temp. = 38°5.

Au microscope amas moyens. Pas de bacilles isolés.

OBSERVATION XVII.

Eugène Q..., 28 ans, salle Ste-Elisabeth, n° 41.

Entré le 14 octobre. Malade depuis trois semaines.

A son entrée, le malade ne présentait pas de taches rosées; peu de céphalée, légère bronchite. Diarrhée.

T. M., = 40°.

Le malade a pris 84 bains froids.

Séro-diagnostic le 29 octobre, avec temp. = 39°1 ; culture du 27 octobre.

Liquide clair. Au microscope, on voit de gros amas de bacilles. Aucun bacille mobile ni isolé. La réaction avait déjà lieu au bout de 6 heures.

OBSERVATION XVIII.

Antoine G..., 28 ans, salle Ste-Elisabeth, n° 40.

Entré le 16 octobre; malade depuis quinze jours. Il présente tous les symptômes d'une dothiénentérie grave.

T. M. = 40° 3.

Le malade a pris 76 bains.

Séro-diagnostic le 27 octobre avec temp. = 38° 8. Culture 21 octobre.

Liquide clair. Nombreux amas de bacilles. Aucun bacille isolé.

OBSERVATION XIX

Pierre R..., 35 ans, salle St-Elisabeth n° 17.

Entré dans le service le 8 octobre, quinze jours après être venu à l'hôpital pour une cure radicale de hernie.

Il était malade depuis huit jours. Fièvre continue. Frissons. Perte de forces et de l'appétit. Céphalalgie. Nombreux râles de bronchite.

Pas de taches rosées. Pas de diarrhée. Délire continuel à idées fixes.

T. M. = 39° 5.

Le malade a pris 18 bains.

Apyrexie du 19 octobre. Pas de complications.

Séro-diagnostic fait par M. le Dr Nicolas, le 12 octobre.

Résultat positif.

Rechute le 28 novembre.

Nouvelle éruption de taches rosées. Temp. — 39° 8.

Le malade a pris 3 bains.

Séro-diagnostic le 29 novembre. Culture du 19 novembre.

Résultat positif. Amas nombreux, de grosseur moyenne.

OBSERVATION XX

Catherine P..., 25 ans, salle des 2e Femmes, n° 46.

Entrée le 8 novembre.

Malade depuis dix-huit jours.

La malade présente tous les symptômes d'une fièvre typhoïde grave.

T. M. = 40°4.

Séro-diagnostic fait le 14 novembre avec culture du 12 novembre et culture du 31 octobre.

Au bout de 15 heures, les deux tubes sont clairs.

Au microscope, bacilles agglutinés en gros amas. Pas de bacilles mobiles.

OBSERVATION XXI.

Marie O..., 29 ans, salle des 2mes Femmes, n° 45.

Entrée à l'hôpital le 1er octobre, malade depuis deux jours.

Constipation. Pas de céphalée. Pas de bronchite. Grosse rate.

Quelques taches rosées longues à apparaître. Pouls à 140.

T. M. = 40°6.

Depuis le 25 octobre, la température oscille autour de 38°, sans jamais atteindre 37°.

La malade a pris 113 bains froids.

Séro-diagnostic le 14 novembre. Culture du 12 novembre.

Liquide clair au bout de 15 heures.

Amas moyens bien nets ; pas de bacilles isolés.

OBSERVATION XXII.

Philomène F..., 18 ans. Salle des 3mes Femmes, n° 8.

Entrée à l'hôpital le 12 août, malade depuis huit jours.

La malade a présenté tous les symptômes d'une fièvre typhoïde grave.

Très grosse rate. Bronchite généralisée. Éruption de taches rosées. Surdité. Tachycardie. Diarrhée. Céphalée intense. État typhique très accentué.

T. M. = 40° 8.

La malade a pris 114 bains froids.

Apyrexie du 2 septembre.

Rechute le 7 septembre avec *40° 4*. La malade fut

remise aux bains ; elle en prit 11 ; puis, à la suite d'une syncope prise dans le bain, traitée par les lavements froids et les compresses glacées.

Plusieurs injections hypodermiques de caféine.

Apyrexie du 20 septembre.

Nouvelle rechute le 19 octobre avec 40°. Réapparition de taches rosées. Diarrhée. Céphalée. Prostration.

Elle prit cette fois 61 bains.

Apyrexie du 3 novembre.

Séro-diagnostic le 28 octobre. Culture du 25 octobre.

Liquide clair au bout de 12 heures.

Au microscope, gros et nombreux amas. Pas de bacilles isolés.

OBSERVATION XXIII

Philomène C..., 38 ans, salle des 3e Femmes, n° 9.

Entrée à l'hôpital le 26 octobre. Elle était malade chez elle depuis un mois.

Elle a présenté tous les symptômes de la dothiénentérie.

T. M. = 40°.

La malade a pris 63 bains.

Séro-diagnostic le 28 octobre avec température = 39°4. Culture du 25 octobre.

Liquide clair au bout de 12 heures.

Au microscope, amas gros relativement peu nombreux. Pas de bacilles isolés.

OBSERVATION XXIV.

Marie B..., 25 ans, salle des 3e Femmes, n° 11.

Entrée le 26 octobre. Début il y cinq jours.

La malade ne présente pas de symptômes bien nets de fièvre typhoïde. Pas de céphalée. Pas de bronchite. Une seule tache rosée. Délire continuel. Température relativement peu élevée avec des oscillations arrivant presque à l'hypothermie.

T. M. = 39°6.

Premier séro-diagnostic le 28 octobre avec temp. = 38°6. Culture du 25 octobre.

Après 8 heures, liquide encore trouble ; très nombreux bacilles isolés très mobiles. A peine deux ou trois petits amas en cherchant bien (deux préparations).

Le 2 novembre, l'état de la malade est de plus en plus mauvais. Délire continuel, trismus, raideur de la nuque ; céphalée intense ; température oscillant entre 37° et 37°8. Pas de cris.

Deuxième séro-diagnostic le 2 novembre avec temp. = 37°2. Culture du 31 octobre.

Au bout de deux heures et demie, le liquide n'est pas encore clair.

Au microscope, on voit quelques bacilles mobiles, mais de nombreux petits amas bien nets.

Après le résultat positif de la réaction, le diagnostic de méningite est écarté; la malade est remise aux bains qu'on avait supprimés. Au bout de quelques jours, tous les symptômes disparaissent et la malade entre en convalescence le 10 novembre.

OBSERVATION XXV.

Marie G...., 27 ans, salle des 3e Femmes, n° 11.

Entrée à l'hôpital le 10 novembre. Malade depuis trois semaines. La malade est arrivée avec de l'hypothermie ; puis la température a présenté de curieuses oscillations, sautant brusquement de 37°9 à 39°6.

Céphalée intense. Grosse rate. Diarrhée. *Deux ou trois taches rosées.*

Tachycardie, rythme à trois temps.

Le malade a pris plus de 40 bains.

Morte à la suite d'une péritonite par perforation, confirmée par l'autopsie, le 19 novembre.

Séro-diagnostic le 14 novembre avec temp. = 39°. Culture du 12 novembre.

Examen positif au bout de 6 heures.

OBSERVATION XXVI

Joséphine P..., 15 ans, salle des 3e Femmes, n° 10,

Entrée à l'hôpital le 4 novembre; malade depuis deux jours seulement,

Elle présente tous les symptômes de la fièvre typhoïde.

Grosse rate.

T. M. = 40°9.

Baignée à 35°, puis à 30° et enfin à 25°. Elle a pris plus de 85 bains.

Séro-diagnostic le 14 novembre avec temp. = 38°9. Culture du 12 novembre,

Examen positif au bout de 6 heures.

OBSERVATION XXVII

Claudine G..., 18 ans, salle des 3e Femmes, n° 8.

Entrée à l'hôpital le 9 novembre, malade depuis quatre jours.

Céphalée violente. Bronchite généralisée, diarrhée légère.

Quelques taches rosées. Grosse rate.

T. M. = 40°1.

La malade a pris plus de 40 bains.

Séro-diagnostic fait le 14 novembre avec temp. = 39°2. Culture du 12 novembre.

Examen au bout de deux heures : liquide déjà clair; au microscope amas petits et nombreux.

OBSERVATION XXVIII

Julie B..., 16 ans, Salle des 4e Femmes, n° 22.

Entrée le 21 octobre. Elle n'est malade que depuis un jour ou deux.

Pas de symptômes bien nets. Pas de taches rosées. Bronchite généralisée. Rate moyenne. Ulcérations du voile du palais.

T. M. = 39° 4.

Traitée par les lavements froids.

Séro-diagnostic le 26 octobre, avec température=39° 2.

Liquide clair.

Au microscope, gros et nombreux amas, pas de bacilles mobiles.

OBSERVATION XXIX

H... D..., 16 ans, salle Sainte-Jeanne, n° 14.

Entré le 24 novembre. Malade depuis quatre jours seulement.

Le 20 novembre, début brusque : frissons, coliques, diarrhée. A son entrée, le malade présente tous les signes d'une dothiénentérie à forme grave ; nombreuses taches rosées, pharyngite pseudo-membraneuse. Pas de bronchite.

Séro-diagnostic le 24 novembre, avec résultat positif en 2 heures.

Nouveau séro-diagnostic le 27 novembre, également positif.

Une parcelle de sang desséché du 24 novembre, plus 10 gouttes d'une culture riche donnent de nombreux amas plus volumineux que dans l'examen du 24 novembre.

OBSERVATION XXX.

Rosine B..., 22 ans, salle Ste-Marie, n° 25.

Entrée à l'hôpital le 20 octobre, malade depuis deux ou ou trois jours.

Pas de bronchite. Peu de diarrhée. Quelques épistaxis Céphalée violente. Nombreuses taches rosées.

T. M. = 40°5.

La malade a pris 65 bains.

Apyrexie du 2 novembre.

Séro-diagnostic le 31 octobre avec temp. = 38°5. Culture du 19 novembre.

Liquide clair au bout de 6 heures ; au microscope, grande quantité d'amas moyens ; pas de bacilles isolés.

OBSERVATION XXXI.

Angèle P..., 18 ans, salle Ste-Marie, n° 23.

Entrée le 8 octobre, malade depuis dix à douze jours.

Quelques taches rosées. Grosse bronchite généralisée. Peu de diarrhée.

T. M. = 40°8.

La malade a pris 122 bains froids.

Séro-diagnostic le 31 octobre avec temp. = 38°6. Culture du 19 octobre.

Liquide clair au bout de 6 heures.

Au microscope, gros amas, très nombreux ; aucun bacille isolé.

OBSERVATION XXXII.

Alphonsine C..., 35 ans, salle Ste-Marie, n° 28.

Entrée à l'hôpital le 13 octobre, malade depuis quinze jours.

Peu de taches rosées. Pas de bronchite. Point pleurétique à gauche. Diarrhée.

T. M. = 39°6.

La malade a pris 12 bains.

Rechute de trois jours, le 26 octobre, avec température = 40°1. Tendance aux syncopes.

Séro-diagnostic le 31 octobre. Culture du 27 octobre.

Liquide clair au bout de 6 heures. Au microscope : gros amas, pas de bacilles mobiles.

OBSERVATION XXVIII.

Amélie P..., 31 ans, salle Ste-Marie, n° 1.

Entrée le 28 octobre. Malade depuis une quinzaine de jours.

Diarrhée. Nombreuses taches rosées. Pas de bronchite.

T. M. = 40°6.

Le malade a pris 18 bains froids.

Apyrexie du 3 novembre.

Séro-diagnostic le 31 octobre avec temp. = 38°5. Culture du 27 octobre.

Au bout de 6 heures liquide clair; au microscope, amas nombreux et gros; pas de bacilles isolés.

OBSERVATION XXXIV.

Céline L... 32 ans, salle Montazet, n° 8.

Entrée le 25 octobre. Malade depuis dix jours. Symptômes nets de fièvre typhoïde : grosse rate, diarrhée, éruption de taches rosées.

Pas de bronchite.

T. M. = 40°9.

La malade a pris 69 bains froids.

Séro-diagnostic le 28 octobre. Culture du 25 octobre.

Liquide clair. Au microscope on voit des amas très nombreux et très gros, peu de bacilles mobiles.

Deuxième Partie.

Malades chez qui le séro-diagnostic a été fait pendant la convalescence ou après la guérison.

OBSERVATION XXXV.

Frédéric G..., 13 ans 1/2, salle Ste-Aline n° 2.

Entré le 12 octobre, malade depuis le 4.

Taches rosées. Bronchite généralisée légère. Constipation.

T. M. = 40°1.

Le malade a pris 13 bains.

Apyrexie le 24 octobre.

Séro-diagnostic le 29 octobre. Culture du 27 octobre.

Le liquide n'était pas clair au bout de deux heures ; il l'est seulement au bout de vingt-quatre heures.

Dans les deux cas, l'examen microscopique est le même ; on voit un nombre relativement faible de petits amas.

Donc, le résultat n'est que faiblement positif.

OBSERVATION XXXVI.

Auguste T...., 14 ans, salle Ste-Aline, n° 19.

Entré le 27 août.

Fièvre assez grave. Céphalalgie. Diarrhée. Taches rosées. Grosse rate.

T. M. = 40°1.

Deux rechutes pendant lesquelles le malade prit quelques bains.

En toute sa maladie, il a pris 46 bains.

Apyrexie depuis trois semaines.

Séro-diagnostic fait le 29 octobre. Culture du 27 octobre.

Au bout de 2 heures, le liquide est encore trouble ; il est clair au bout de 24 heures.

Dans les deux cas on voit, au microscope, de nombreux et gros amas ; pas de bacilles mobiles.

OBSERVATION XXXVII

Georges P..., 12 ans 1/2, salle Ste-Aline, n° 3.

Entré à la Charité, le 3 novembre. Malade depuis huit jours environ.

Pas de taches. Pas de bronchite. Rate normale. Constipation. Pouls à 120°.

T. M. = 39° 8.

Le malade a pris 8 bains.

Séro-diagnostic le 19 novembre avec temp. = 37° 8. Culture du 1er novembre.

Examen au bout de 3 heures : liquide déjà clair. Au microscope, les bacilles sont agglutinés en amas moyens.

OBSERVATION XXXVIII

Jean B..., 13 ans, salle Ste-Aline, n° 9.

Entré le 13 octobre. Sa mère et sa sœur ont la fièvre typhoïde.

Bronchite. Taches rosées. Diarrhée. Grosse rate.

T. M. = 39° 6.

Le malade a pris 5 bains.

Apyrexie, le 18 octobre.

Séro-diagnostic, le 29 octobre avec temp. = 37° 4. Culture du 19 octobre.

Liquide déjà clair au bout de 2 heures. Au microscope, examen très positif : gros amas de bacilles ; pas de bacilles mobiles.

OBSERVATION XXXIX

Jeanne J..., 5 ans, salle St-Ferdinand, n° 1.

Début le 3 septembre.

Signes complets et très marqués de fièvre typhoïde ; délire.

T. M. = 40°.

Apyrexie le 20 septembre.

Séro-diagnostic le 16 octobre.

Au bout de 3 heures, négatif; bacilles isolés, mobiles, pas d'amas.

Au bout de 4 heures *positif*; amas très volumineux.

Il faut remarquer que, malgré la température basse, le verre de montre ne contient presque plus de culture libre; il faut prendre du sang avec le liquide.

Séro-diagnostic le 28 novembre négatif au bout de 6 heures.

En somme séro-diagnostic faible (4 heures) après ving cinq jours; négatif après deux mois.

OBSERVATION XL

Benoite D..., 6 ans, salle St-Ferdinand, n° 34.

Début le 11 septembre.

Fièvre typhoïde normale. Grosse rate.

Apyrexie le 3 octobre.

Le 16 octobre, réascencion thermique depuis le 8 octobre sans autres signes de rechute que l'hypertrophie persistante de la rate.

Séro-diagnostic le 16 octobre. Culture du 1 octobre.

Résultat très positif (en trois heures); gros et nombreux amas.

Nouveau séro-diagnostic le 28 novembre, la malade étant guérie.

Résultat positif : amas moyens, encore nombreux.

OBSERVATION XLI

Bertha K..., 11 ans, salle Perret, n° 24.

Entrée à Ste-Eugénie, le 4 novembre, après une fièvre typhoïde moyenne.

Séro diagnostic, le 28 novembre.

Au microscope : nombreux amas assez gros, à bacilles déformés. Quelques bacilles mobiles. Donc résultat positif.

OBSERVATION XLII

Julie D..., 10 ans, salle Perret, n° 29.

Entrée à Ste-Eugénie, le 14 octobre.

Rechute du 26 au 30 octobre, avec temp. = 39° 9.

La malade a pris, pendant cette rechute, 10 bains froids.

Séro-diagnostic, le 28 novembre.

Au microscope : petits amas rares. Beaucoup de bacilles isolés ; quelques-uns encore mobiles.

OBSERVATION XLIII

Cécile M..., 8 ans, salle Perret, n° 15.

Séro-diagnostic, le 28 novembre.

Au bout de deux heures, on voit de gros amas. Pas de bacilles mobiles, encore quelques-uns isolés.

OBSERVATION XLIV

Jeanne R..., 7 ans, salle Perret, n° 32.

Entrée à Ste-Eugénie, le 7 octobre.

Séro-diagnostic, le 28 novembre.

Au microscope : bacilles isolés ; quelques-uns immobilisés, mais pas d'amas.

OBSERVATION XLV

Jeanne-Marie R..., 13 ans, salle Perret n° 28.

Entrée à Ste-Eugénie le 14 octobre, après une fièvre typhoïde ayant débuté le 17 septembre.

T. M. = 40° 5.

La malade a pris 54 bains. Apyrexie le 28 septembre.

Séro-diagnostic le 28 novembre.

Au microscope : on voit les bacilles immobiles, beaucoup d'isolés. Amas assez gros, mais où les bacilles semblent peu déformés.

OBSERVATION XLVI

Isidore L..., 14 ans, salle Perret n° 26.

Entré à Ste-Eugénie, le 3 octobre.

Séro-diagnostic le 28 novembre.

Au microscope : bacilles isolés, mobiles ; quelques petits amas.

OBSERVATION XLVII

Lucien C..., 8 ans, salle Perret n° 14.

Début de la fièvre typhoïde le 3 août. Le malade prit 8 bains.

Apyrexie le 7 août. Entré à Ste-Eugénie le 29 août.

Séro-diagnostic le 28 novembre.

Au microscope : bacilles isolés et mobiles. Pas d'amas, même petits.

OBSERVATION XLVIII

Marc C..., 11 ans, salle Perret n° 4.

Venu à Ste-Eugénie le 16 septembre.

Séro-diagnostic le 28 novembre.

Au microscope : bacilles isolés, peu mobiles. Quelques amas petits et douteux.

OBSERVATION XLIX

X..., 19 ans, salle St-Augustin, n° 31.

Dothiénentérie grave, guérie, d'une durée de vingt-trois jours. Le malade a pris 92 bains. Réaction légère très nette au microscope au vingt-unième jour de la convalescence.

OBSERVATION L

X. ., 17 ans, salle St-Augustin, n° 40.

Dothiénentérie à forme moyenne, guérie, d'une durée de vingt-un jours. Le malade a pris 35 bains. Réaction superbe au vingtième jour.

OBSERVATION LI

X..., 22 ans, salle St-Augustin, n° 45.

Dothiénentérie à forme moyenne, guérie, d'une durée de seize jours.

Le malade a eu une orchite sans suppuration après guérison : il a pris 43 bains. Réaction très nette pendant la période de l'orchite.

OBSERVATION LII

Louise C..., 17 ans, salle Ste-Blandine, n° 13.

La malade est entrée à l'hôpital de la Croix-Rousse pour une rechute de fièvre typhoïde.

Elle avait eu sa fièvre, forme moyenne, mais à caractères bien nets, en septembre.

Elle se rétablit, mais reprit son travail trop tôt, d'où sa rechute.

T. M. = 40°, 2.

Elle a pris 34 bains froids. Apyrexie le 8 novembre.

Séro-diagnostic le 21 novembre. Culture du 19 novembre.

Au microscope, on voit de nombreux amas, petits, mais nets.

OBSERVATION LIII

Marie S..., 29 ans, salle Ste-Blandine, n° 12.

Entrée à la Croix-Rousse au commencement de septembre.

Elle a présenté tous les symptômes de la maladie.

T. M. = 40°.

La malade a pris 46 bains froids ; elle est actuellement en traitement pour une mastoïdite suppurée, consécutive à sa dothiénentérie.

Séro-diagnostic le 21 novembre. Culture du 19 novembre.

Examen au bout de trois heures et de six heures.

Dans les deux cas, bacilles isolés, mobiles. Donc résultat négatif.

OBSERVATION LIV

Jules L...., 21 ans, salle St-Bruno, n° 41.

Le malade a présenté tous les symptômes d'une fièvre typhoïde de forme moyenne. Le malade a pris 44 bains. Apyrexie de 1 mois.

Séro-diagnostic fait le 30 octobre. Culture du 27.

Le liquide est clair. Au microscope, on voit de petits amas. Il y a quelques bacilles mobiles.

OBSERVATION LV

Jean B..., 18 ans, salle St-Bruno, n° 33.

Le malade a eu une fièvre typhoïde grave, au cours de laquelle il a eu une vomique.

T. M. = 40°.

Le malade a pris 89 bains et, à la fin, fut traité par la phénacétine.

Apyrexie de 1 mois.

Séro-diagnostic le 30 octobre. Culture du 27 octobre.

On voit au microscope de nombreux amas de moyenne grosseur.

OBSERVATION LVI

Louis B..., 20 ans, salle St-Bruno, n° 40.

Entré le 30 août avec tous les symptômes d'une fièvre typhoïde grave.

T. M. = 40°3.

Le malade a pris 87 bains froids.

Vers le 25 septembre petite rechute d'une semaine de durée avec température = 39°.

Traité par la quinine. Apyrexie complète depuis un mois.

Séro-diagnostic le 30 octobre. Culture du 27 octobre.

On voit au microscope de gros amas, il n'y a pas de bacilles mobiles.

OBSERVATION LVII

Joseph V..., 19 ans, salle St-Bruno, n° 28.

Entré le 27 septembre. Malade depuis huit jours. Il présentait tous les symptômes de la fièvre typhoïde. Diarrhée très abondante.

T. M. = 40°4.

Le malade a pris 57 bains.

Rechute assez sérieuse le 18 octobre avec température = 40°2.

Apyrétique du 25 octobre.

Séro-diagnostic le 30 octobre. Culture du 27 octobre.

Au microscope on voit des amas nombreux, de grosseur moyenne.

OBSERVATION LVIII

Antoine M..., 31 ans, salle Saint-Bruno, n° 25.

Entré le 5 octobre. Malade depuis huit jours. Céphalalgie. Diarrhée. Pas de taches rosées. Pas de bronchite.

T. M. = 40° 2.

Le malade prit 13 bains; puis une légère hémorragie au cinquième jour obligea à traiter le malade par la quinine et l'antipyrine.

Apyrexie du 25 octobre.

Séro-diagnostic le 30 octobre. Culture du 27 octobre.

Au microscope grand nombre d'amas moyens; quelques bacilles isolés, mais immobiles.

OBSERVATION LIX

François C..., 21 ans, salle Saint-Bruno, n° 35.

Entré le 7 septembre.

Diarrhée. Rate moyenne. Pas de taches rosées. Pas de bronchite.

T. M. = 40° 2.

Le malade a pris 33 bains. Pas de rechute. Apyrexie de un mois.

Séro diagnostic le 30 octobre. Culture du 27 octobre.

Liquide clair; au microscope on voit de gros amas nombreux. Pas de bacilles mobiles.

OBSERVATION LX

Marie G..., 20 ans, salle Sainte-Clotilde, n° 15.

Entrée à l'hôpital de la Croix-Roussse, le 21 octobre.

Malade depuis huit jours.

Céphalgie. Courbature. Quelques tachés rosées. Bronchite généralisée. Constipation, puis ensuite diarrhée. Rate moyenne.

T. M. = 40°2.

La malade a pris 113 bains. Apyrexie le 9 novembre,

Séro-diagnostic le 21 novembre. Culture du 19 novembre.

Au microscope, on voit des amas moyens et nombreux.

OBSERVATION LX.

Victor B..., 14 ans, salle Ste-Elisabeth, n° 27.

Entré le 13 octobre.

Malade depuis une dizaine de jours, avec presque tous les symptômes en faveur d'une fièvre typhoïde. Bronchite généralisée intense. Rate moyenne. Au début presque pas de taches rosées. Diarrhée.

T. M. = 40°2.

Le malade a pris 46 bains. Apyrexie du 24 octobre.

Séro-diagnostic le 31 octobre. Culture du 27 octobre.

Liquide clair. Au microscope, gros amas; pas de bacilles isolés.

OBSERVATION LXII.

Pierre G..., 16 ans, salle St-Paul (Ste-Eugénie), n° 36.

Entré à l'hôpital au commencement. Fièvre grave. Délire. Pas de diarrhée. Pas de bronchite. Quelques taches rosées.

T. M. = 40°5.

Le malade a pris 55 bains froids. Apyrexie du 23 novembre.

Séro-diagnostic le 28 novembre. Culture du 15 novembre.

Au bout de 7 heures, le liquide est clair. Au microscope, on voit des amas moyens très nombreux. Tous les bacilles sont immobiles.

OBSERVATION LXIII.

Anne J..., 57 ans, salle des 1res Femmes, n° 10.

Entrée à l'hôpital le 10 octobre, malade au lit depuis trois semaines. Au dire de la malade, les débuts de son affection dateraient du 5 au 10 septembre.

Quelques rares taches rosées et une légère céphalée. Fièvre continue, d'intensité moyenne (38°5 à 39).

T. M. = 39°9.

Apyrexie le 24 octobre.

Séro-diagnostic le 28 octobre. Culture du 25 octobre.

Après 8 heures, liquide clair.

Au microscope, nombreux et gros amas, quelques bacilles mobiles.

Dans une première préparation, on n'avait pas trouvé d'amas (Le tube n'avait probablement pas été assez agité).

OBSERVATION LXIV.

Joséphine C..., 34 ans, salle des 2e Femmes, n° 21.

Entrée à l'hôpital le 25 septembre, malade depuis huit jours.

Constipation. Pas de bronchite. Taches rosées nombreuses. Grosse rate. Douleur assez forte dans la fosse iliaque droite. Céphalée intense.

T. M. = 40°7.

La malade a pris 62 bains froids.

Rechute de cinq jours du 21 au 26 octobre avec temp. = 39°7.

Traitée par la quinine.

Séro-diagnostic le 14 novembre. Culture du 12 novembre.

Au bout de 15 heures, liquide clair. Gros amas.

OBSERVATION LXV.

Etiennette G..., 22 ans, salle des 3es Femmes, n° 10.

Entrée le 5 octobre. Début le 29 septembre. Beaucoup de diarrhée. Peu de bronchite. Peu de taches rosées. Rate moyenne.

T. M. = 40°9.

La malade a pris 38 bains froids. Apyrexie du 20 octobre.

Séro-diagnostic le 28 octobre. Culture du 25 octobre.

Après 8 heures, liquide clair. Au microscope, nombreux et gros amas. Peu de bacilles mobiles.

OBSERVATION LXVI.

Blanche D.... 18 ans, salle des 3es Femmes, n° 35.

Entrée à l'hôpital le 5 octobre. Malade depuis huit jours.

Diarrhée abondante. Pas de bronchite. Rate moyenne. Céphalée. *Deux taches rosées* seulement.

T. M. = 40°6.

La malade a pris 41 bains froids. Apyrexie du 16 octobre.

Rechute le 24 octobre, avec temp. = 39°9.

La malade prit 2 bains. Apyrexie le 26 octobre.

Séro-diagnostic le 28 octobre, Culture du 25 octobre.

Liquide clair au bout de 12 heures. Au microscope,

nombreux et gros amas. Quelques bacilles isolés, non mobiles.

OBSERVATION LXVII.

Eléonore C..., 21 ans, salle des 4es Femmes, n° 25.

Entrée le 4 octobre. Malade depuis huit jours.

Symptômes peu nets de fièvre typhoïde. Deux épistaxis. Légère diarrhée. Pas de bronchite. Quelques taches rosés.

T. M. = 39°8.

Traitée par la quinine et l'antipyrine. Apyrexie du 12 octobre.

Séro-diagnostic le 26 octobre. Culture du 21 octobre.

Le liquide est clair au bout de douze heures. Au microscope : très nombreux mais petits amas de bacilles. Pas de bacilles mobiles.

OBSERVATION LXVIII

Claude D.... salle Ste-Jeanne n° 15.

Entré à l'hôpital le 7 juillet. Malade depuis huit jours.

Il a présenté tous les symptômes d'une fièvre typhoïde grave. Délire, céphalalgie intense. Taches rosées. Grosse rate.

Traité à la quinine, le malade n'a pris que 2 bains froids.

T. M. = 40°6.

Séro-diagnostic le 28 novembre. Culture du 15 novembre.

Au microscope, on voit de gros amas ; il n'y a pas de bacilles mobiles.

Le liquide est clair au bout de 7 heures.

OBSERVATION LXIX

X..., 17 ans, salle Ste-Marguerite n° 7.

Entré le 21 octobre. Malade au lit chez lui depuis quinze jours. Premiers malaises dès le commencement d'octobre.

Le malade a eu du délire. Pas de diarrhée. Pas de bronchite. Céphalée occipitale assez intense. Taches rosées. Rate moyenne.

T. M. = 40° 2.

Le malade a pris 57 bains froids. Apyrexie du 8 novembre.

Séro-diagnostic le 14 novembre. Culture du 12 novembre.

Réaction peu intense. Amas petits et peu nombreux ; bacilles isolés très nombreux.

OBSERVATION LXX

Jeanne B..., 25 ans, salle Montazet, n° 9.

Entrée le 18 octobre. Malade du 4 octobre.

Elle ne présente pas de symptômes bien nets. Un peu de diarrhée. Quelques taches rosées. Pas de bronchite.

T. M. = 38°5.

La malade a été traitée par les bains chauds à 37°7. Elle a pris 19 bains. Apyrexie du 26 octobre.

Séro-diagnostic le 31 octobre avec temp. = 37°. Culture de 27 octobre.

Liquide clair. Au microscope, nombreux amas mais petits ; pas de bacilles isolés, pas de mobiles.

OBSERVATION LXXI

Lucie G..., salle Montazet, n° 7.

Entrée le 3 octobre. Malade depuis 8 jours ; elle a présenté tous les symptômes d'une fièvre typhoïde grave. Délire. Taches rosées.

T. M. = 40°8.

La malade a pris 104 bains. Apyrexie du 24 octobre.

Séro-diagnostic le 31 octobre avec temp. = 37°2. Culture du 19 octobre.

Liquide clair. Au microscope, on voit des amas nombreux, mais petits ; il y a quelques bacilles isolés, mais immobiles.

OBSERVATION LXXII

X..., salle Ste-Jeanne.

Le malade entre à l'hôpital pour une insuffisance mitrale ; il a eu, il y a un an, une fièvre typhoïde à forme grave, avec délire.

Séro-diagnostic le 26 novembre : 1 tube avec 1 goutte de sang pour 10 de culture :

Séro-diagnostic le 26 novembre : 1 tube avec 2 gouttes de sang pour 10 de culture.

Dans les 2 tubes, au bout de 2 heures, amas nombreux et assez gros ; peut-être plus gros dans le tube à 2/10.

Le liquide est absolument clair ; à la partie supérieure, on recueille quelques bacilles mobiles et de très petits amas ; après agitation, amas et pas de bacilles mobiles.

OBSERVATION LXXIII

X..., 21 ans, salle Teissier, n° 1.

Dothiénentérie assez grave, guérie, d'une durée de 8 jours. Le malade a pris 62 bains. Très belle réaction au quatrième jour de la convalescence.

OBSERVATION LXXIV

X..., 15 ans, salle Teissier, n° 2.

Dothiénentérie de forme moyenne, guérie, d'une durée de 14 jours. Le malade a pris 28 bains. Belle réaction au quatrième jour de la convalescence.

OBSERVATION LXXV

X..., 24 ans, salle Teissier, n° 9.

Dothiénentérie légère, sans signes bien nets, ayant fait porter le diagnostic d'embarras gastrique fébrile. Guérison sans bains en 12 jours. Réaction faible à la vue, mais très nette au microscope, dix jours après la guérison.

OBSERVATION LXXVI

Séro-diagnostic essayé vingt-sept ans après une fièvre typhoïde grave.

Deux gouttes de sérum pour dix gouttes de culture. Résultat absolument négatif.

OBSERVATION LXXVII

M. P..., 30 ans.

Fièvre typhoïde à forme grave, il y a cinq ans. Diarrhée. Bronchite. Délire. Grosse rate. Absence de taches.

T. M = 40° 4.

Traité par la quinine et les compresses glacées.

Séro-diagnostic le 28 novembre.

Au microscope : les bacilles sont très mobiles, on ne voit aucun amas.

TROISIÈME PARTIE

Malades chez qui le diagnostic a été négatif.

OBSERVATION LXXVIII

X..., salle St-Augustin, n° 19.

Malade atteint de tuberculose fébrile aiguë. Réaction nulle.

OBSERVATION LXXIX

X..., salle St-Augustin, n° 20.

Malade atteint de rhumatisme articulaire. Réaction nulle.

OBSERVATION LXXX

X..., 26 ans, salle St-Augustin, n° 31.

Grippe à forme typhique très accentuée. Le malade avait présenté, pendant dix jours, les symptômes d'une dothiénientérie. Il a été guéri après un séjour de trois jours à l'hôpital. Réaction nulle le deuxième jour.

OBSERVATION LXXXI

Marie B...., 39 ans, salle des 4es Femmes, n° 21.

Entrée le 26 octobre. Malade depuis dix jours.

Diarrhée. Bronchite. Céphalée. Points de côtés. Pas de taches rosées.

T. M. = 39°5.

Traitée par l'antipyrine et les lavements de quinine froids.

Séro-diagnostic le 28 octobre avec temp. = 39°2.

Au bout de 14 heures le liquide est encore trouble; au bout de 22 heures il l'est également.

Au microscope nombreux bacilles isolés très mobiles; aucun amas.

Au bout de dix jours d'apyrexie, on fait un second séro-diagnostic, qui montre quelques amas petits, mais bien nets.

OBSERVATION LXXXII

Antoine P..., 38 ans, Ste-Eugénie, n° 54.

Au mois de septembre, le malade fut atteint d'une diarrhée très forte, accompagnée de perte des forces et de céphalalgie. Il fut traité pour une dyssenterie.

Séro-diagnostic le 28 novembre.

A l'examen microscopique; presque pas de bacilles isolés et mobiles. Assez nombreux amas bien nets.

OBSERVATION LXXXIII.

Marguerite D..., 22 ans, salle des 1eres Femmes.

Entrée le 24 octobre, malade depuis le 15 octobre.

Aucun symptôme bien net, seulement un peu de douleur dans la fosse iliaque droite. Perte de l'appétit. Fièvre continue, mais relativement modérée (38°5 à 39°).

T. M. = 39°5.

Séro-dia.nostic le 28 octobre. Culture du 25.

Au microscope : très nombreux bacilles, très mobiles, isolés ; on trouve avec peine, et en cherchant bien, un ou deux amas peu caractéristiques (2 préparations).

Au bout de vingt-deux heures, une troisième préparation donne un résultat absolument négatif. Bacilles très mobiles : pas d'amas.

OBSERVATION LXXXIV.

Jules R..., 20 ans, salle Ste-Jeanne, n° 14.

Entré à l'hôpital le 22 octobre.

Depuis une quinzaine, le malade a beaucoup de fièvre ; il tousse. Nombreux points de côté. Gros râles dans toute la poitrine. Diarrhée.

T. M. = 40°4.

Séro-diagnostic le 29 octobre. Culture du 25 octobre.

Au microscope, aucun amas. Nombreux bacilles isolés, mobiles.

Diagnostic fait de granulie, confirmé par l'autopsie.

OBSERVATION LXXXV.

Marguerite G..., 28 ans, salle St-Roch.

Entrée le 22 octobre. Mise au lit le 18 octobre.

Elle est malade depuis huit jours. Fièvre continuelle. Frissons. Perte des forces, de l'appétit. Pas de taches rosées, pas d'épistaxis, pas de bronchite. Grosse rate de six travers de doigt.

T. M. = 40°.

La malade a pris 13 bains froids.

Séro-diagnostic le 24 octobre. Culture du 17 octobre.

La séro-réaction a été essayée avec le sang et avec le lait.

Dans les deux examens, au microscope, on ne voit pas un seul amas; beaucoup de bacilles isolés et mobiles.

La température est tombée peu de jours après le séro-diagnostic.

29 octobre. La malade est absolument rétablie. Son lait, qui avait disparu dès le début, est revenu en grande quantité au bout de cinq jours d'apyrexie.

OBSERVATION LXXXVI

François D..., 38 ans, salle Ste-Elisabeth, n° 46.

La malade entre à l'hôpital le 15 octobre. Prostration considérable. Matité de tout le côté gauche. Quelques gros râles en avant du même côté. Température élevée (entre 39° et 39°6).

Séro-diagnostic le 28 octobre, avec temp. = 39°4.

Au bout de vingt-quatre heures, le liquide n'a pas changé.

Au microscope, nombreux bacilles isolés, très mobiles; par un seul amas.

Diagnostic fait : pleurésie sous-diaphragmatique, pneumonie gauche et pleurésie gauche,

OBSERVATION LXXXVII

Joseph F..., 29 ans, salle Ste-Elisabeth, n° 19.

Entré le 28 octobre.

Aucun symptômes de fièvre typhoïde, sauf courbature généralisée, grosse rate. Pas de température.

Le malade a eu, trois ans de suite, à la même époque, des accès de fièvre pernicieuse.

Séro-diagnostic le 29 octobre.

Au bout de 24 heures, le liquide est encore trouble. Au microscope, on ne voit pas un seul amas, mais un grand nombre de bacilles isolés, très mobiles.

OBSERVATION LXXXVIII

Marius C..., 21 ans, salle St-Bruno, n° 3.

Entré le 21 octobre, avec le diagnostic de fièvre typhoïde.

Aucun syptôme bien net, sauf une température assez élevée. Perte des forces. Légère diarrhée.

T. M. = 39°5.

Apyrexie du 27 octobre.

Le malade a été traité par la phénacétine.

Séro-diagnostic le 31 octobre. Culture du 27 octobre.

Liquide clair au bout de 24 heures. Au microscope, on voit des bacilles isolés, très nombreux, très mobiles. Aucun amas.

Nous ne donnons pas le résumé des observations du n° LXXXIX au n° XCVI qui ne présentent aucune particularité à signaler et où le séro-diagnostic a toujours été négatif.

OBSERVATION XCVII

Donato A..., 14 ans, salle Ste-Aline, n° 4.

Entré à la Charité le 10 novembre. Malade chez lui depuis près de deux mois. Au début, diarrhée abondante qui a disparu depuis un mois. Pas de taches rosées. Rate normale. Légère bronchite.

T. M. = 39°2.

Séro-diagnostic le 19 novembre avec temp. = 38°.

Deux examens négatifs. Au bout de 24 heures, le liquide est trouble. Au microscope, les bacilles sont mobiles et dispersés.

OBSERVATION XCVIII.

Jean S..., 5 ans, salle Ste-Aline, n° 27.

Entré le 20 octobre avec diagnostic de fièvre typhoïde.

Aucun symptôme bien net de cette maladie, sauf un peu de bronchite.

T. M. = 39°7.

Le malade a pris 5 bains.

Apyrexie assez tardive : le malade garde longtemps 38°.

Séro-diagnostic le 26 octobre avec temp. = 37°4. Culture du 27 octobre.

Le liquide, trouble au bout de 2 heures, est clair au bout de 24 heures et, cependant, dans les deux cas, l'examen microscopique est négatif. On voit des bacilles isolés, très mobiles, aucun amas.

OBSERVATION XCIX.

Antoine S..., 14 ans, salle Ste-Aline, n° 3.

Entré le 31 octobre.

Fièvre violente. Céphalalgie. Ni taches, ni diarrhée. Délire. Pneumonie droite. Gros souffle.

T. M. = 41°9.

Séro-diagnostic le 2 novembre avec temp. = 40°4. Culture du 27 octobre.

On ne voit, au microscope, aucun amas, mais beaucoup de bacilles isolés et mobiles.

OBSERVATION C.

Joseph G..., salle Ste-Aline, n° 26.

Entré le 31 octobre.

Malade depuis près de huit jours. Envoyé à la Charité pour pneumonie et fièvre typhoïde.

Pas de symptômes nets.

T. M. = 39°8.

Séro-diagnostic le 31 octobre. Culture du 27 octobre.

Le liquide est trouble au bout de 2 heures; il l'est également au bout de 15 heures.

Au microscope, on voit de nombreux bacilles, isolés, mobiles, aucun amas, même petit.

CONCLUSIONS

1° — Sur près de 250 cas publiés (100 cas personnels) de séro-diagnostic de la fièvre typhoïde, on ne compte qu'un *seul* cas authentique de dothiénentérie où la réaction ait constamment fait défaut; qu'un ou deux cas où elle ait apparu chez des malades n'ayant peut-être pas la dotiénentérie. La séro-réaction apparaît, en général, de bonne heure, quelquefois dès le 3e jour, d'habitude vers le 6e ou 7e jour, rarement après cette période. Elle persiste généralement quelques mois après la guérison de la fièvre typhoïde, mais elle dure moins que l'immunité; c'est, d'après Widal, une réaction d'infection.

2° — On peut donc affirmer en cas de résultat positif de la séro-réaction sur le bacille d'Eberth chez un malade, qu'on est présence d'une dothiénentérie. L'absence de la réaction ne donne pas le droit de nier la fièvre typhoïde, mais elle fournit de très grandes probabilités en faveur du diagnostic négatif, surtout à une période un peu avancée de la maladie.

3o — Le séro-diagnostic est donc appelé à rendre de grands services en clinique :

A). Dans certains cas de début de fièvre typhoïde lorsque la séro-réaction est positive avant l'apparition des symptômes de certitude.

b). — Dans les formes irrégulières ou bénignes.

c). — Cans les cas de tuberculose aiguë, d'embarras gastrique et des affections pouvant simuler la fièvre typhoïde.

d). — Comme diagnostic rétrospectif dans les cas où la constatation d'une réaction positive chez un convalescent révélera au clinicien une dothiénentérie passée inaperçue ; le procédé, d'ailleurs, est actuellement extrêmement clinique par l'emploi de l'action directe du sang sur les cultures liquides.

Le séro-diagnostic devra donc être employé systématiquement dans tous les cas et dans toutes les épidémies de fièvre typhoïde ; il conduira, dans certains cas, à l'application d'un traitement plus précoce et plus rationnel.

4° — Etudiés plus à fond, les rapports entre l'intensité et la rapidité de la séro-réaction et la gravité de la maladie, pourront conduire au séro-pronostic de la dothiénentérie.

P. le Doyen, l'Assesseur,
R. LÉPINE.

Le Président de thèse,
J. TEISSIER.

PERMIS D'IMPRIMER :

Le Recteur,
G. COMPAYRÉ.

TABLE DES MATIÈRES

Imp A Storck, rue de l'Hôtel-de-Ville, 78, Lyon.

www.ingramcontent.com/pod-product-compliance
Ingram Content Group UK Ltd.
Pitfield, Milton Keynes, MK11 3LW, UK
UKHW020920180726
13838UKWH00002B/659